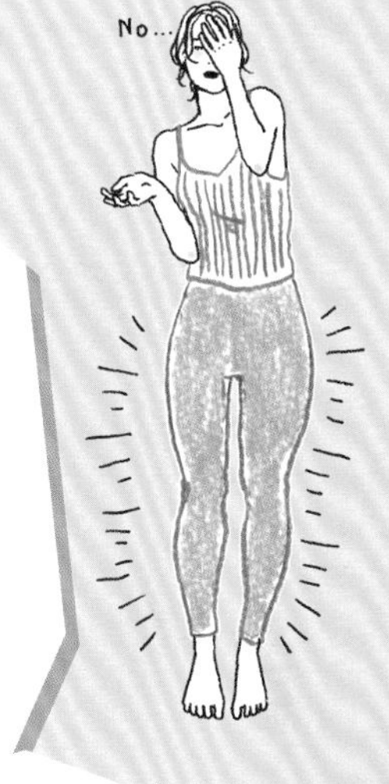

走成一個瘦子

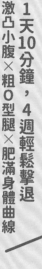

1天10分鐘，4週輕鬆擊退

激凸小腹×粗O型腿×肥滿身體曲線

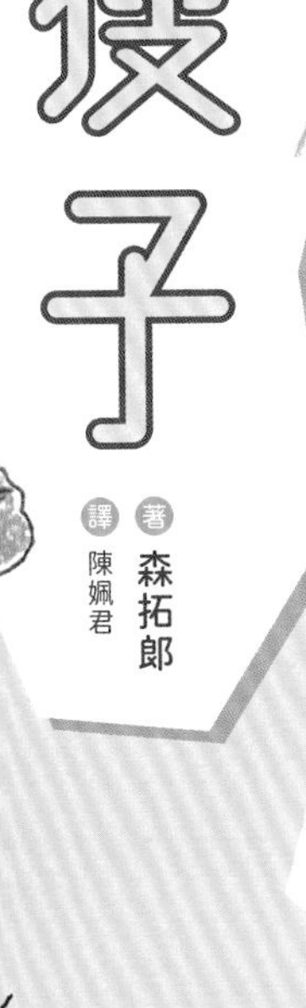

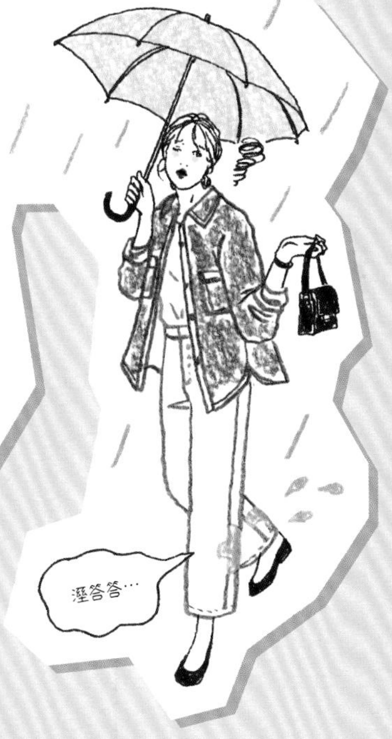

森拓郎 著

陳姵君 譯

每天進行
「享瘦步行法」，
身材會變得愈來愈曼妙！

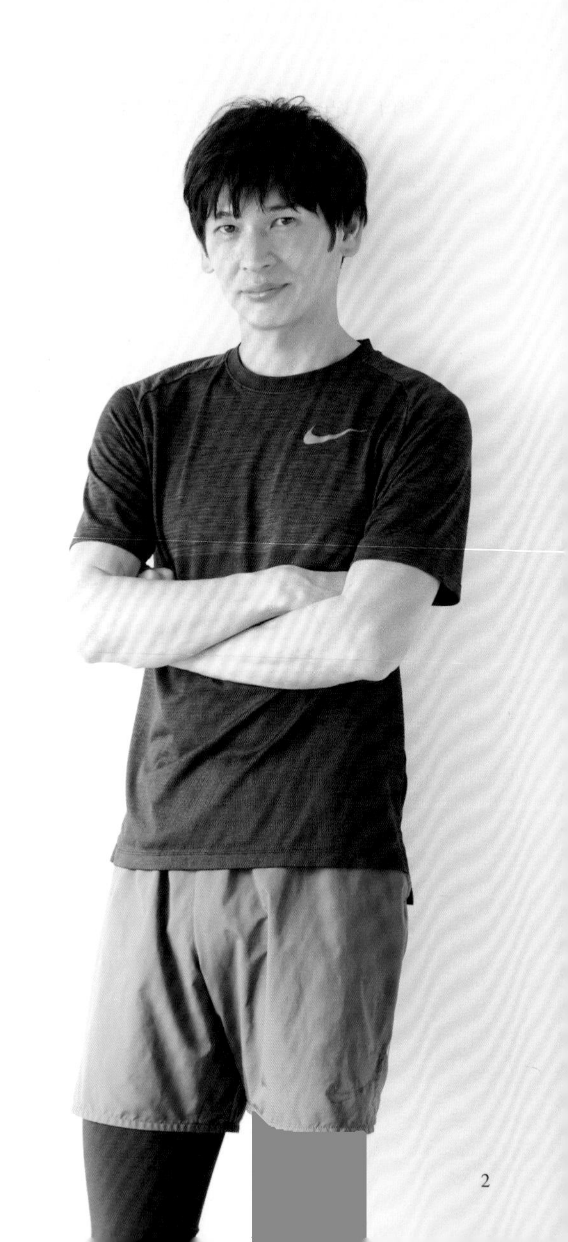

「走路」是人人都會的基本功，卻掌握著瘦身的關鍵！

日常動作主要為「站」、「坐」、「走」，在這之中我認為對人類這種動物而言，「走」是最重要的動作。如同字面意義所示般，因為我們是「會動的生物」。

步行給人的一般印象往往是沒有運動經驗的人也能立刻著手的代表性有氧運動，是一種能夠消耗熱量促進體脂肪燃燒的方法。這個觀點並沒有錯。但是，若再稍微深入談到本質上的目的，「走」是雙足直立步行人類的基本動作，當我們能以正確的姿勢做到時，不光是腳，從腹部等體幹部位乃至手臂，全身上下都能獲得雕塑。

然而，覺得自己小腹凸、大腿粗，身體線條不漂亮的大多數人，都沒有做到「正確的走路方式」。從相反的角度來說，正確做到這個基本動作才算真正站上塑身的起跑點。我認為「正確走路方式」所帶來的效果是遠勝於任何訓練的。

本書旨在幫助讀者矯正姿勢不正確的不良走路方式，並介紹全方位打造美麗身體線條的方法。就是將人人都會的日常基本「走路」動作，轉變為「瘦身走路法」＝「享瘦步行法」的訓練。

透過訓練打好基礎，日常行走就能變成「享瘦步行法」

本書所介紹的訓練法，以我身為運動指導員的觀點出發，含括了體幹與臀部等大肌肉至腳趾等小肌肉的鍛鍊內容。跟著每一週的主題完成調整訓練，就能解決妨礙「正確走路方式」的肌肉僵硬或關節歪斜等問題。只需4週，就能讓腹部往內縮、雙腿變直、雕塑出姣好的身體曲線。因此，我認為本書內容與一般只針對走路方式進行講解的走路法教學本是有所區別的。

若能從根本上調整走路方式，將日常步行轉變為有效率的運動，應該就能確切感受到身材日漸有所改變。只要學會享瘦步行法，光靠每天通勤或通學時行走就能鍛鍊出身體曲線便再也不是夢。拉長距離、加快速度會更有效果。因此，無須特意撥時間上健身房，或是進行特別的運動。

起來走走吧。

變美就從腳下開始！

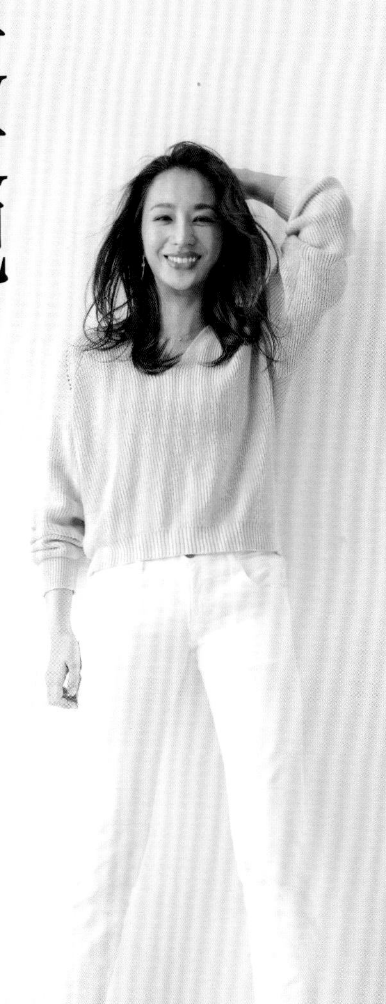

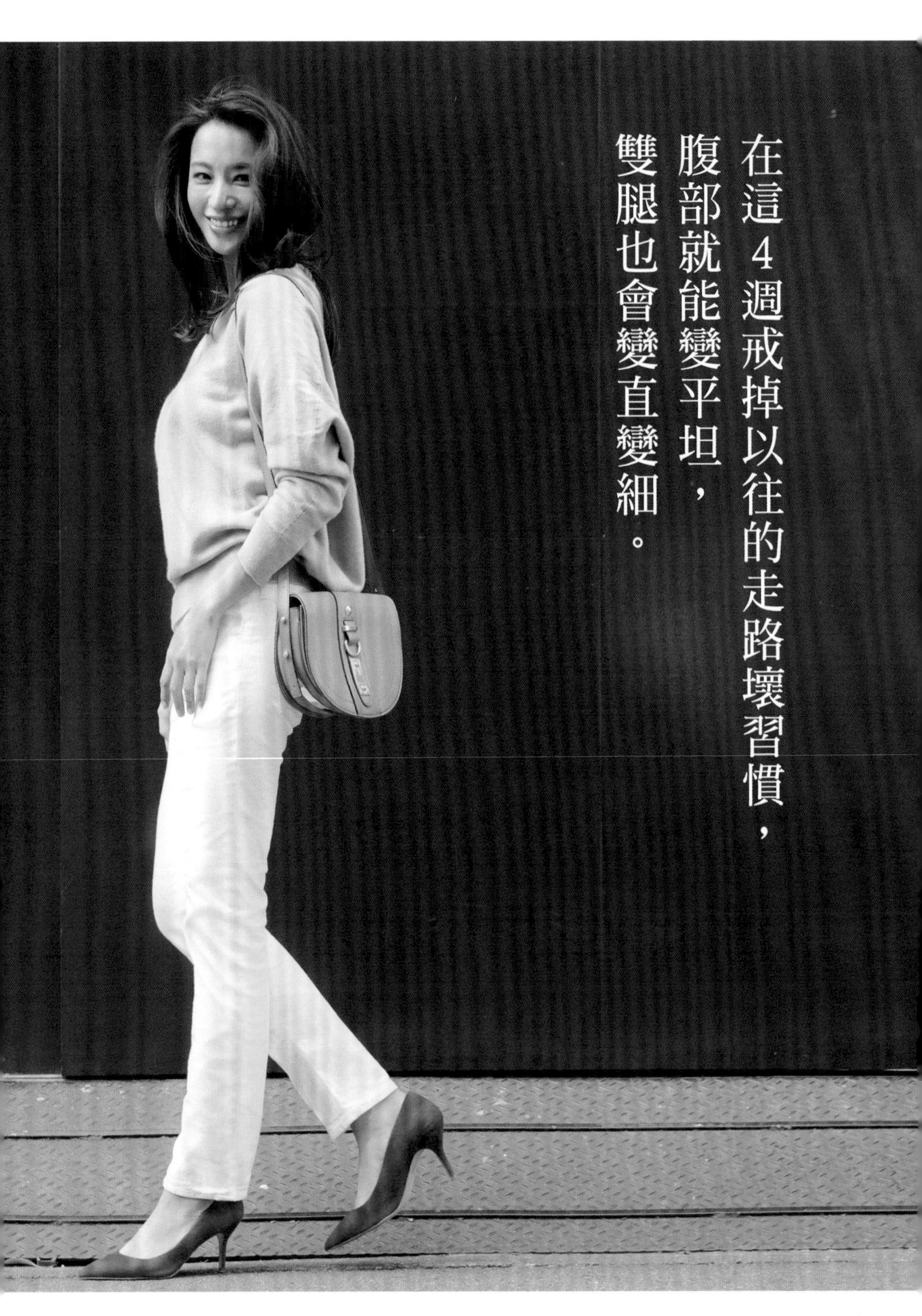
在這4週戒掉以往的走路壞習慣，
腹部就能變平坦，
雙腿也會變直變細。

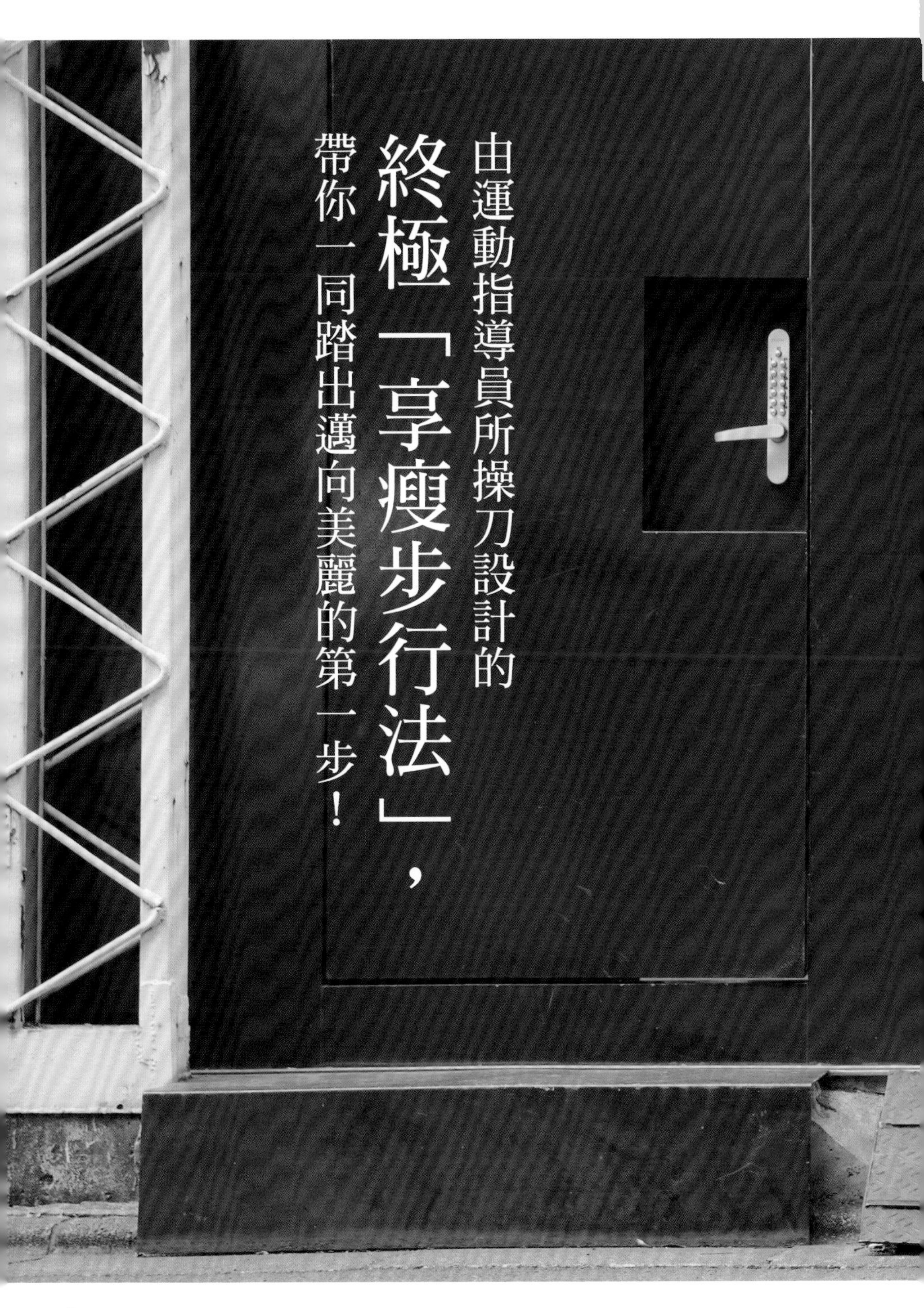
由運動指導員所操刀設計的
終極「享瘦步行法」，
帶你一同踏出邁向美麗的第一步！

Contents

Contents

Chapter 2

改掉以往的走路壞習慣！享瘦步行法4週訓練課程

Contents

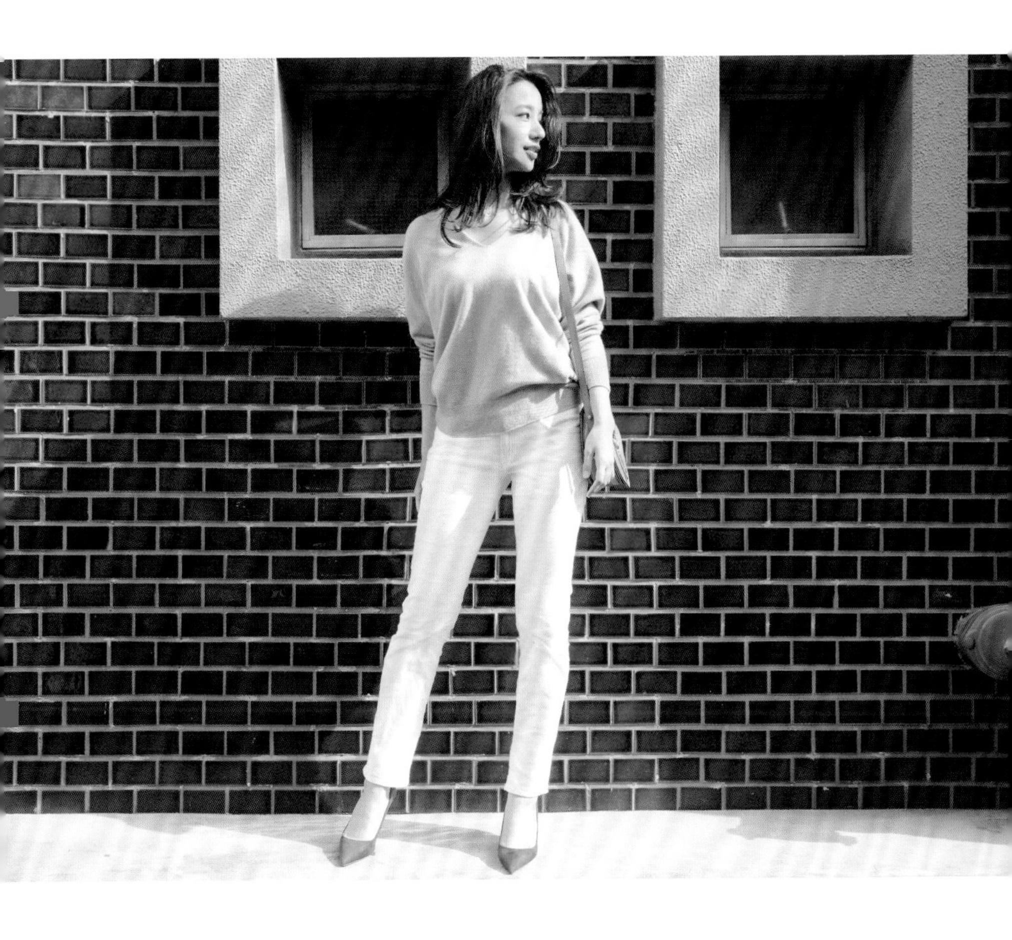

注意事項

●懷孕或可能懷孕、有宿疾、正接受治療者，進行訓練前請事先徵詢醫師意見。
●進行過程中若感到疼痛、覺得身體有異狀時，請立刻停止練習。
●本書不保證百分之百見效。每個人所能達到的效果不盡相同，敬請見諒。
●進行本書所講解的運動而發生任何受傷或感到不舒服的情形時，製作者概不負責。

Chapter 1

「享瘦步行法」的真諦在於「正確走路」

///

「走路」是日常基本動作，
但很多人卻在不知不覺間養成不良習慣。
也因為這樣導致肌肉不足、關節位置不正，
而成為全身肌肉失衡的原因。
戒除壞習慣，正確走路就是「享瘦步行法」的真髓。

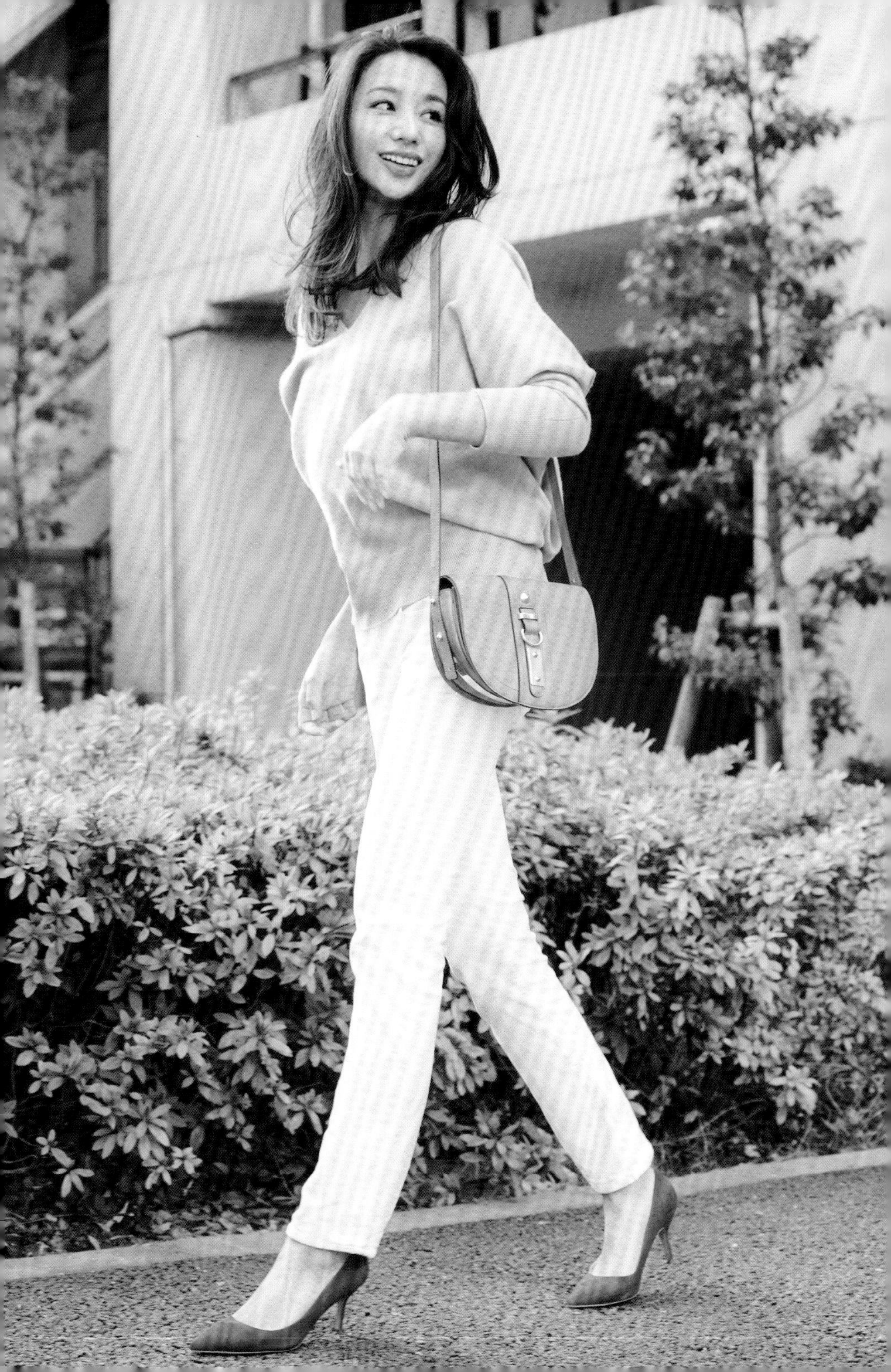

走路法教學本的「常識」會讓全身肌肉失去平衡

走再多路也不會瘦、大腿馬鞍肉或小腿長蘿蔔……。
會引發這些情況的就是「不良的走路習慣」。
人體是相當精密的，原本走路應該是從頭頂到腳尖各部位彼此均衡配合，
但因為聽從了以往的走路法教學本
所倡導的跨大步、手臂大幅擺動等方式，
而自行造成不自然步行方式的個案亦不在少數。
從下一頁開始所說明的4個動作，
是走路法教學本中經常提及的「常識」，
但刻意進行這些動作時，體幹會隨著手腳動作搖晃，
進而形成全身肌肉失衡的原因，因此不得不慎。

筆直抬起腳尖，以腳跟著地

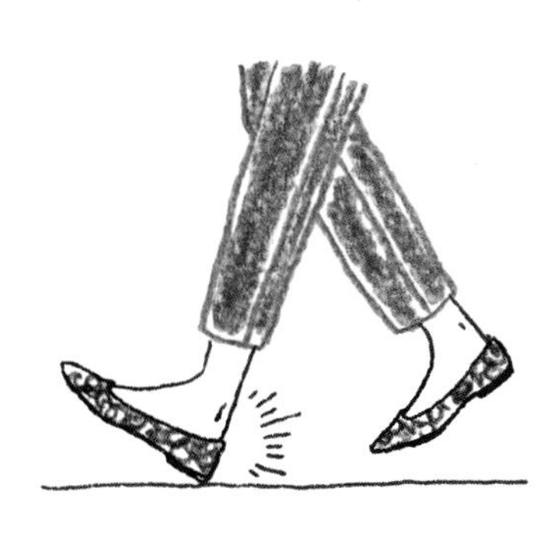

你是否因為刻意提醒自己「腳要往前跨」、「從腳跟著地」，而在走路時筆直抬起腳尖、用力用腳跟著地呢？一走動時小腿前側就會感到疲累的人，多半都是用這種方式走路。

用這種方式走路時會過度拉直膝蓋。原本著地腳與後腳的膝蓋應該是微彎的，但是筆直抬起腳尖，膝蓋打直並以腳跟著地時會對膝蓋、腳踝與腳趾的動作造成妨礙。如此一來便無法順利運用關節，而形成只靠膝蓋下方拖著腳步的走路方式。

在這種姿勢下是無法如預期般順利前進的。為了往前進，反而必須用腳來帶動身體的動作，大腿與小腿因為這些多餘的負擔而導致肌肉發達，所以愈走腿就會變得愈粗壯。

除了穿高跟鞋以外，往前跨出腳時一般都會先從腳跟著地，因此著地時腳只需往前輕輕伸出即可，根本無需特別意識腳尖與腳跟的動作。

✕ 跨大步

由於步伐跨得很大時腰部也會跟著扭動，因此往往會被認為有助於雕塑腰線，但其實這項認知是大錯特錯的。跨大步行走時會造成腰部扭動，原本應該用到的髖關節或臀部的動作都因此受到限制，而無法有效率地往前進。除此之外，由於上半身隨著步伐扭動的緣故，整體姿勢會變得不穩定，著地時必須靠大腿外側來承受全身的重量。換句話說，臀部無法完全發揮應盡的作用，而大腿的負擔卻變多。因此大步走是很沒有效率的做法，只會讓腿變粗而已。

✕ 大幅擺動手臂

擺臂幅度加大時，會引起與大步走一樣的現象。由於體幹不必要地扭動，導致著地時的姿勢變得不穩定而對雙腳造成負擔。不信的話請大家試著將雙手交握在身後走走看。肩膀是不是會前後大幅晃動呢？不過，將手放開後手臂就會自然地擺動，肩膀的晃動與體幹的扭動情況也會減輕很多。也就是說，手臂會自然發揮擺錘的作用以維持體幹的穩定。大幅擺動手臂只會造成反效果，因此無須刻意為之。

模特兒台步走法

邊走邊扭腰還得保持一直線前進，著地時將膝蓋完全打直的模特兒台步，其實並非自然的行走方式。著地之際當膝蓋完全打直時，不僅大腿前側會不必要地出力，臀部也會往外搖，造成骨盆過度晃動。這種走法常見於受過美姿美儀指導的人，以營造搖曳生姿的效果。這樣的行走方式與其說是錯誤，倒不說是所求的目的不同。

NG

模特兒台步
走法

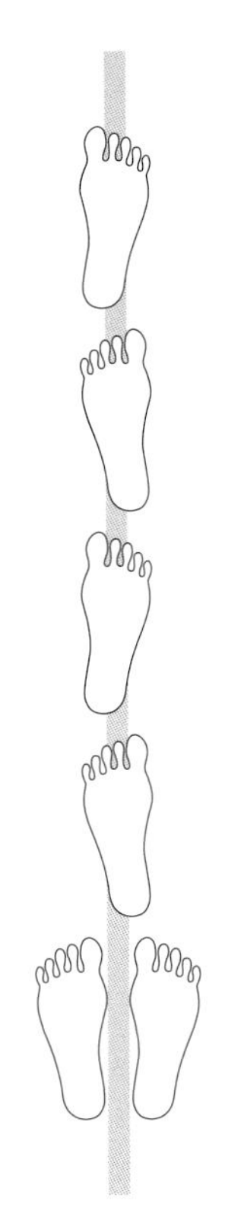

走動時若不扭腰就無法走成一直線，因此骨盆會過度晃動，是造成大腿負擔的原因。請記住，模特兒台步就好比營造搖曳生姿效果的舞步那樣。

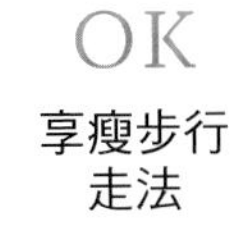

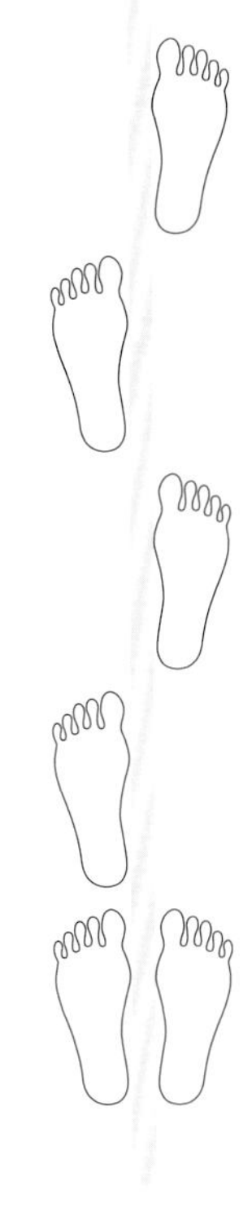

腳掌內側沿著寬約5公分的長直線外側行走。只需留意腳尖有筆直往前伸即可。這個走法能讓體幹維持穩定。

導致腿粗的走路習慣NG警訊

不良的走路習慣日積月累，是導致腿變粗的原因。若你符合下列警訊中的任何一項，便代表行走方式有誤！

你是否曾發生過這些情況呢？

□ 鞋跟磨損程度嚴重

鞋底會從外側自然磨損，若磨損程度嚴重或從內側磨損，就是走路時身體搖晃或扭動，對腳造成負擔的證據。再者，若左右腳的磨損程度有落差時，就代表關節等部位是歪斜的。持續穿著鞋底嚴重磨損的鞋子時，行走姿勢會更不正確，必須加以留意。

□ 腳底長繭或拇趾外翻

長繭與拇趾外翻雖說與所穿的鞋子也有關係，但腳趾無法順利活動、腳底的重心轉移不正確也都是原因之一（請參閱P.33之NG圖）。錯誤的重心轉移方式會對腳底或腳趾造成不必要的負擔。一旦惡化，走起路來會更不順暢而成為一大問題。

□ 雨天時走路很容易濺起水花

下雨天時，你是否曾因為小腿周圍被水花濺濕而在衣物上留下片片汙漬呢？這是由於後腳往前踢出時腳趾朝外所造成的。原因在於腳踝等部位有所歪斜。若為正確的走路方式，大拇趾會被筆直往後送，是不太會濺起水花的。

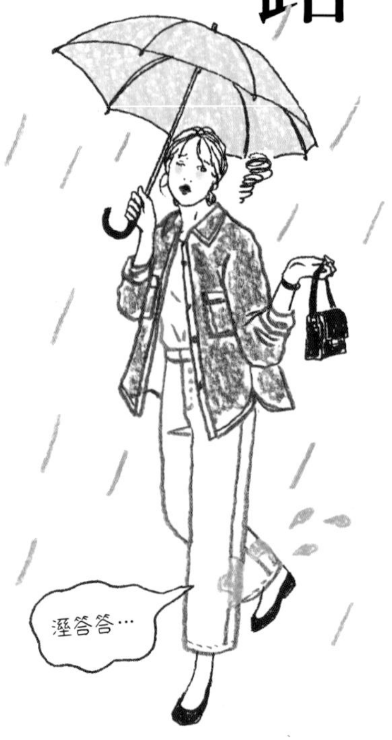

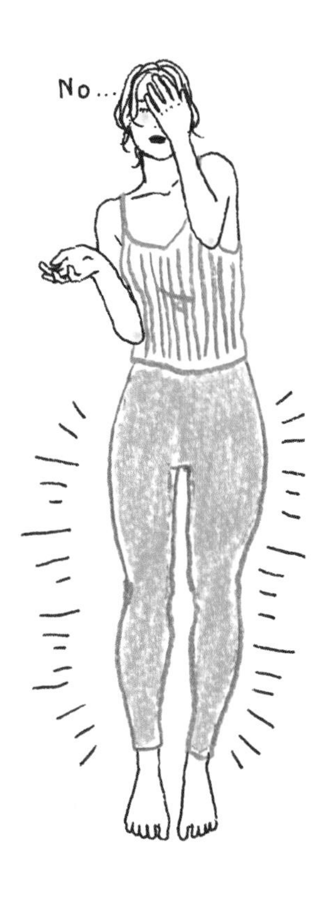

□ 大腿外側或前側、小腿緊繃

大腿或小腿極端緊繃而且變得粗壯，是因為全身的重量並未完全靠體幹來承受的緣故。原本腳落在地面的同時，支撐體重的部位會從臀部轉往體幹，無法順利切換時，便會透過大腿來支撐身體，因而對雙腿造成負擔。

□ 雙腿硬梆梆，很容易疲累

走路不光只是動腳而已，而是各部位總動員的全身運動。然而，因駝背等不良姿勢造成髖關節等關節部位無法順暢活動時，就只能靠腳的力量來行走。由於過度使用肌肉，雙腿就會疲累不堪而變得硬梆梆。

□ 裙頭移位、長褲膝蓋以下的部分會扭在一起

走動時裙頭會跟著移位是因為左右步伐產生落差，以及體幹扭動所造成的。長褲膝蓋以下的部分會扭在一起的原因則出在腳踝、膝蓋或髖關節歪斜。當體幹或關節歪斜、左右步伐有所落差時就會引發此情況。

愈走腿愈粗!? 探尋箇中原由！

1 上半身姿勢不良

若將人體比喻為汽車，那麼在步行時，連結骨盆與下半身的髖關節便相當於引擎、腳為車輪，而上半身就等於車身與乘客。

在走路的動作中，每當踏出一步時一定會有片刻是呈現單腳站立的狀態。此時若相當於車身的上半身姿勢不良時，便難以取得平衡維持全身穩定，而無法順利往前進。

這裡讓我來舉個例子。假設得揹著沉重的後背包走時，你會如何維持身體的平衡呢？我想應該會稍微將身體往前傾吧。若是將後背包抱在胸前時，走起路來應該就會稍微往後傾吧。像這樣，只是上半身往前或往後傾就會導致重心不穩，而這就會對下半身的動作＝走路方式造成影響。

具體以姿勢來做說明時，若是頭部往前突出的「駝背」狀態，走起路來會往前傾（參閱P.１１４圖）；若為「搖擺背」，走起路來腰部則會往後傾。無論是哪一種姿勢，同樣都會造成上半身失去平衡。尤其是連結上半身與下半身的骨盆與髖關節的連動會變差，便無法順利撐起全身的重量。其所造成的結果就是，走路之際原本負責主要任務的臀部肌肉工作量大減，取而代之的是大腿與小腿的負擔大增，因而導致腿變粗。提到走路往往會先令人聯想到雙腳，但如前所述般，上半身的姿勢也會對行走方式帶來很大的影響。

再者，呈駝背或搖擺背等不良姿勢時，重心會往下掉，下半身就會經常處於用力的狀態，腳步往往就會顯得笨重，這也是造成粗腿的原因之一。然而調整姿勢，讓上半身能維持在正確的位置時，背脊就會拉直，重心往上提，便能減輕雙腿的負擔。

2 骨盆傾斜，無法穩定維持在正確的位置

上一段將上半身比喻為車身與乘客，再說得更嚴謹一點，承受上半身動作的骨盆為車身，而坐落於骨盆之上的上半身則為乘客。

必須負責舒適運送乘客（上半身）的車身（骨盆），其傾斜程度尤其關鍵。當骨盆歪斜時，位於下方的下半身也無法順利發揮作用。反過來說，當骨盆位於正確的位置＝維持在中立狀態時，姿勢便能獲得調整，上半身與下半身就能正確發揮功能。如此一來，除了腹部會往內縮外，走路時也會運用到臀部肌肉，便能減輕對雙腿所形成的負擔。

駝背或搖擺背是造成骨盆歪斜的原因。脊椎也會對骨盆的角度產生影響，若為駝背則會往後傾；若為搖擺背則會往前傾（請參閱左圖）。像這樣，當骨盆歪斜時就無法將腹肌與背肌維持在等長的狀態，導致負荷分布不均，而形成腰痛或小腹突出的原因。而且不僅限於體幹而已，還會對膝蓋或頸部等部位帶來影響。在這樣的狀態下，即便走再多路，全身肌肉也只會愈發失衡罷了。

確認骨盆的正確位置時可如左頁照片所示般，呈雙膝跪地的姿勢會比較容易進行檢視。將大腿前側根部打直，確實將骨盤往前推時，便能消除膝蓋下方

的緊繃感，易於帶出骨盆的中立位。此時，請將手貼放在骨盆前方做出三角形，並留意手掌位置應與地面垂直。

在這個狀態下很難出現駝背或搖擺背的姿勢，腹部也會變得比較平坦，我想讀者們應該會相當有感。進行「享瘦步行法」時，注意此三角形與地面保持垂直並跨出步伐是相當重要的。

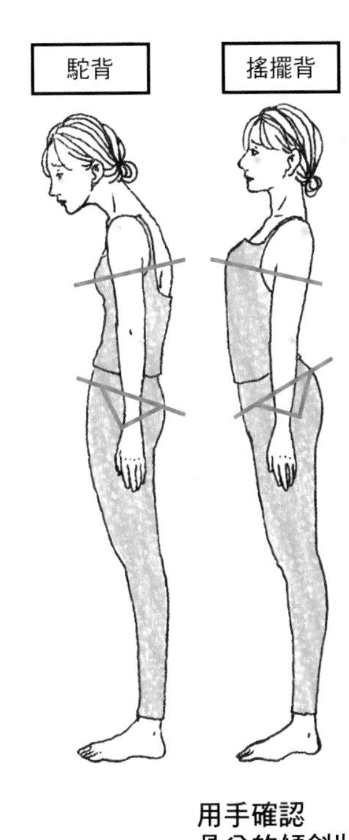

用手確認
骨盆的傾斜狀態

雙膝跪地，手腕放在左右腰際突起處，大拇指與食指貼合置於腹部並做出三角形。當手掌與地面呈垂直角度時，骨盆便處於中立位。

3 髖關節僵硬，活動度差

若將身體比喻為汽車，那麼髖關節便相當於帶動身體前進的引擎。髖關節是位於雙腿根部的圓球形關節，其特徵為能夠做出豐富多變的動作，譬如讓雙腳往前後左右擺動、繞圈圈等（請參閱左圖）。最主要的任務為連結骨盆與腿骨以活動臀部的肌肉。因此英文稱之為「Hip joint」。

不只是臀部而已，髖關節也與大腿肌肉形成連結。大腿肌肉具有輔助臀部的作用，若髖關節活動度變差則無法運用臀部肌肉，只好由大腿取而代之進行主導，因而形成肌肉發達、腿變粗的原因。尤其是長時間伏案或站立工作而未活動髖關節時，臀部的肌肉會變得僵硬進而失去柔軟度。

此外，因髖關節活動度差而過度使用大腿時也會導致肌肉僵硬的現象。當大腿後側的肌肉僵硬時，骨盆就會被往後拉造成後傾，臀部便會下垂。反之，當大腿前側的肌肉僵硬時，骨盆會被往前拉而造成搖擺背，全身重量因而容易壓在大腿前側上，導致腿變粗。無論哪種情況骨盆都會變得不穩定，腹部因此難以使力，而這就是造成小腹便便的原因。

承前所述，髖關節的柔軟度乃帶動臀部肌肉以及穩定骨盆的關鍵。反過來說，當髖關節具備足夠的可動範圍、骨盆維持在正確的位置時，大腿肌肉所負擔的工作就會減少，取而代之的是名為「腰大肌」的這塊連結髖關節與脊椎的深層肌肉會開始發揮作用。這塊肌肉有助於我們維持正確的姿勢、改善小腹突出的問題，並具有提臀緊實的效果。

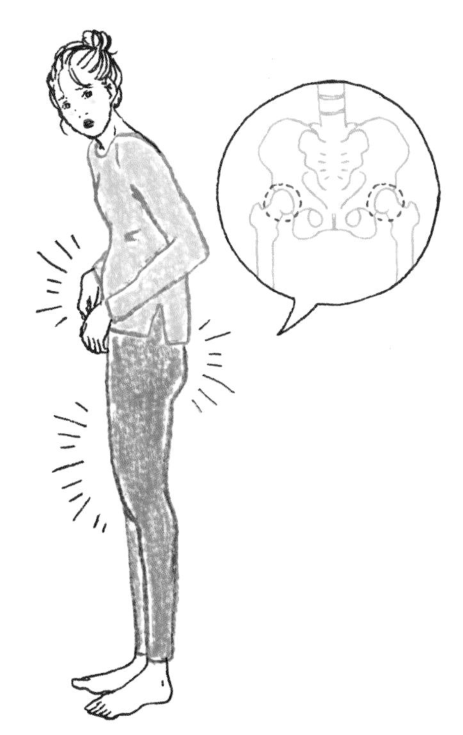

髖關節僵硬時，運動量就會隨之減少

髖關節是會轉動的球體關節，與雙腿和臀部的肌肉動作息息相關，當這些部位的肌肉僵硬時，整體肌肉就會失衡而導致運動量減少，引起臀部下垂、大腿緊繃等情形。

4 膝蓋、腳踝等部位的關節歪斜

筆直站立時，你的雙腿呈何種狀態呢？膝蓋與腳踝內側是否貼合？膝蓋、腳踝、第二趾是否筆直朝前呢？若腳尖或膝蓋朝外或朝向內側時，便代表關節是歪斜的。像這種腿部的惱人狀態還可分為「O型腿」、「XO型腿」、「X型腿」。無論哪一型，特徵皆為大腿前側與外側緊繃。走得愈多只會讓慣用的肌肉不斷發達，進而導致腿變粗。但是，反過來說，只要矯正關節的歪斜，腿部線條就會變緊實。

大腿、膝蓋、腳踝內側能貼合是最理想的狀態

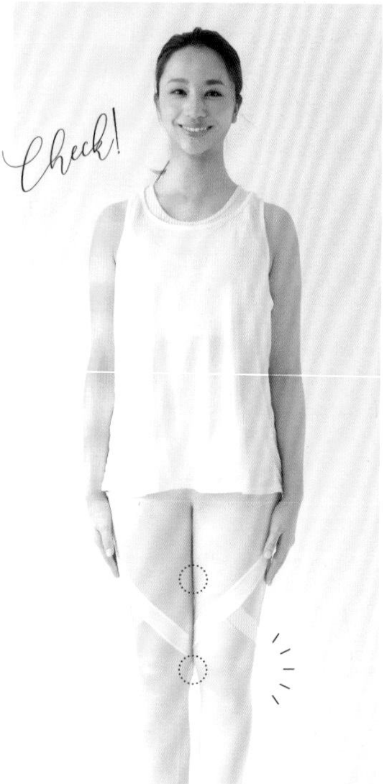

Check!

「O型腿」

大腿外側與臀部橫向發展、呈緊繃狀態

O型腿指的是，當雙腳併攏站立時兩邊的膝蓋無法貼合的狀態。若非先天性的骨骼變形，一般而言O型腿皆起因於髖關節、膝蓋、腳踝等關節的歪斜。不少有O型腿的人會認為「自己是外八」，但不良姿勢所引起的後天性O型腿，其實是呈現內八狀態的。在內八狀態下，髖關節會往內旋，大腿與小腿就會朝外張開。因此，若置之不理，臀部、大腿和小腿外側就會變大變厚。

髖關節周圍的肌肉柔軟度差、臀部肌肉無力也是O型腿人的特徵。原本臀部所負責的作用由大腿取而代之，因此腿部肌肉會變發達而顯得粗壯。光靠伸展操或鍛鍊肌肉來改善是不夠的，首先必須從根本上矯正走路方式做起。

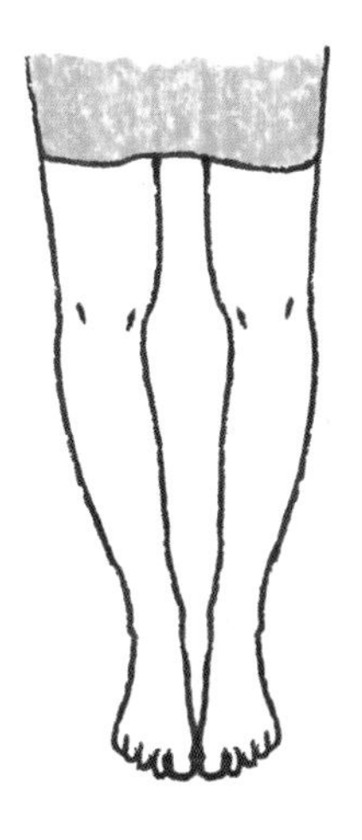

「ＸＯ型腿」大腿往外側與前側突出

ＸＯ型腿指的是，雙腿併攏站立時膝蓋與腳掌能貼合，小腿與腳踝內側之間卻分很開的狀態，抑或小腿骨過彎形成空隙，而小腿外側則大幅向外突出的狀態。這又稱之為「膝下Ｏ型腿」，是日本人中最多的類型。此外，腿部比較有肉的人，腳踝和小腿可能會緊貼在一起，因此，有腿粗困擾者，在某種意義上也可說是「隱性ＸＯ型腿」。

ＸＯ型腿的原因在於膝蓋以下的部分比Ｏ型腿更強烈往外歪斜的緣故。進行深蹲時，膝蓋會往內夾的人多半有ＸＯ型腿。

所需採用的改善對策與Ｏ型腿幾乎相同。由於髖關節、膝蓋、腳踝並未正常發揮功能，所以必須透過後續會講解的伸展操與肌肉鍛鍊法進行矯正，以習得正確的走路方式。

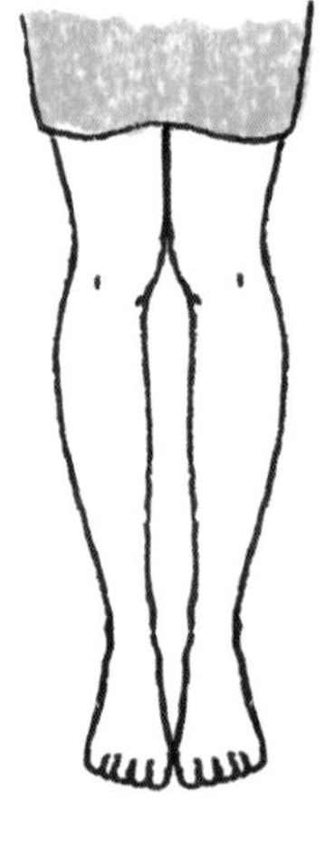

「X型腿」大腿前側突出緊繃

雙腿併攏時，膝蓋會相碰但腳掌無法貼合的狀態便稱之為X型腿。X型腿大多起因於先天性的骨骼變形，日本人較少屬於此類型。

就外觀的特徵來看，往往會令人以為情況剛好與O型腿相反，其實原因與O型腿和XO型腿一樣，都是髖關節往內旋、膝蓋以下往外旋的狀態。明明原因相同，為何會形成X型腿的分歧點在於，以原本的骨骼形狀為基準來看時，O型腿是朝外拉開的，而X型腿則是往前突出的。因此X型腿人的特徵就是大腿前側強烈緊繃而且容易外突。

X型腿的關節歪斜程度比O型腿和XO型腿更為嚴重，難以完全得到改善，不過本書所介紹的伸展操與肌肉鍛鍊法仍具有一定的效果。持之以恆勤保健肯定錯不了。

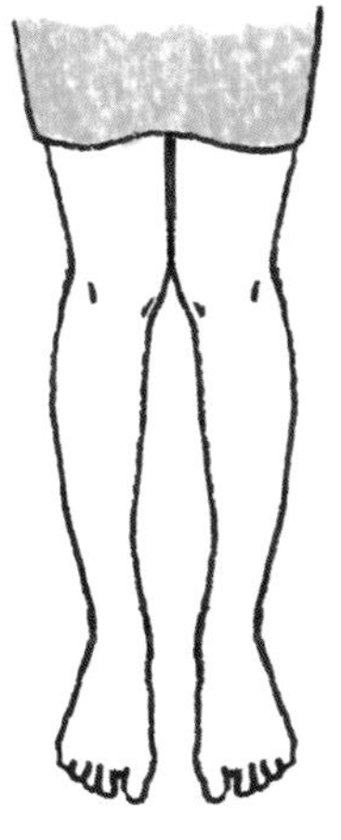

5 無法流暢地轉移身體重心

你在走路時是否用力踩踏地面並不斷將重心往下放，步伐因而顯得很笨重呢？這種行走方式會對雙腿造成負擔，不用多說大家應該也知道大腿和小腿會隨之變得僵硬緊繃。造成這種走路方式的原因大多在於重心轉移出問題。

要做到正確的重心轉移，關鍵就在上半身的姿勢與下半身的腳底。腳底的部分會在下一頁進行解說，至於上半身的做法則是，將重心往上提般地打直背部，心窩朝前，彷彿將肚臍下方的部分往外推般，從骨盆帶動身體往前進。如此一來便能自然做到重心轉移。

走路不光只是用腳而已，而是各種肌肉總動員的全身運動。緩和來自地面衝擊力的腳底、幫忙往上分散力道的脊椎、穩固脊椎的骨盆與負責支撐骨盆的肌肉，以及控制下半身動作的手臂擺動……。當這些動作與雙腳的移動能形成自然的連動時，重心就不會往下掉，也就不會只靠雙腿的力量來行走。

6 腳底、腳趾未能正常發揮功能

有個部分的比重雖小，卻扮演了很重要的角色，並左右享瘦步行法的成果。那就是腳底與腳趾。腳踝以下的部分由26塊骨頭集結而成，每塊骨頭都小小的，但若以大樓來比喻的話，就像是鞏固地基的底盤那樣。當這個部分未發揮功用時，走起路來就會導致全身各處出毛病。

首先針對腳底的作用進行說明。腳底是由被稱為「足弓」的三個拱形結構所構成的。具體而言，從大拇趾根的拇趾球到小趾根的小趾球為「橫足弓」、連結小趾球與腳跟的是「外側縱弓」，連結拇趾球與腳跟的則是「內側縱弓」（參閱P.33圖）。這三個弧形串聯起來後，剛好會形成一個倒三角形的凹陷處。走路著地之際，雙腳必須承受超過體重1.2倍的衝擊力。足弓就是承接這道衝擊力的緩衝材，而負責減輕腳踝與膝關節負擔的則是倒三角形的拱形結構。

腳底足弓舉足輕重，而另一個形成足弓的關鍵部分則是腳趾。若腳趾能確實活動，就能隨之培養出腳底足弓。然而長時間穿著不舒服的鞋子，或經常運動不足而未活動腳趾時，最終就會導致足弓塌陷。

腳底足弓既稱之為「弓」，往往會令人聯想到是位於腳的內側，但腳底足弓當中首重外側縱弓。

這是因為將全身重量放在腳上時，外側縱弓會穩固膝蓋與髖關節，讓臀部肌肉發揮作用的緣故。也就是說，著地腳與體幹之間是由外側縱弓負責進行連結的。接著才會透過橫足弓，將重心轉移至大拇趾根的「拇趾球」，雙腳便能藉此筆直地帶動身軀。當這一連串過程能正常發揮功能時，就能藉由臀部肌肉支撐身體穩定骨盆，將大腿的負擔降到最低。

然而，當外側縱弓未能發揮作用時，只得取捷徑斜向轉移重心（參閱P.33NG圖）。如此一來，橫足弓與內側縱弓就會塌陷，膝蓋會隨之往內彎，臀部肌肉因而閒置並過度使用大腿肌肉。不只如此，當全身重量過度壓在拇趾球上時，也會形成長繭或拇指外翻的原因。走路時要讓身體保持穩定，腳底足弓與腳趾是至關重要的。為了讓所有部位能正常發揮功能，腳底肌肉與腳趾也是不可忽視的部分。

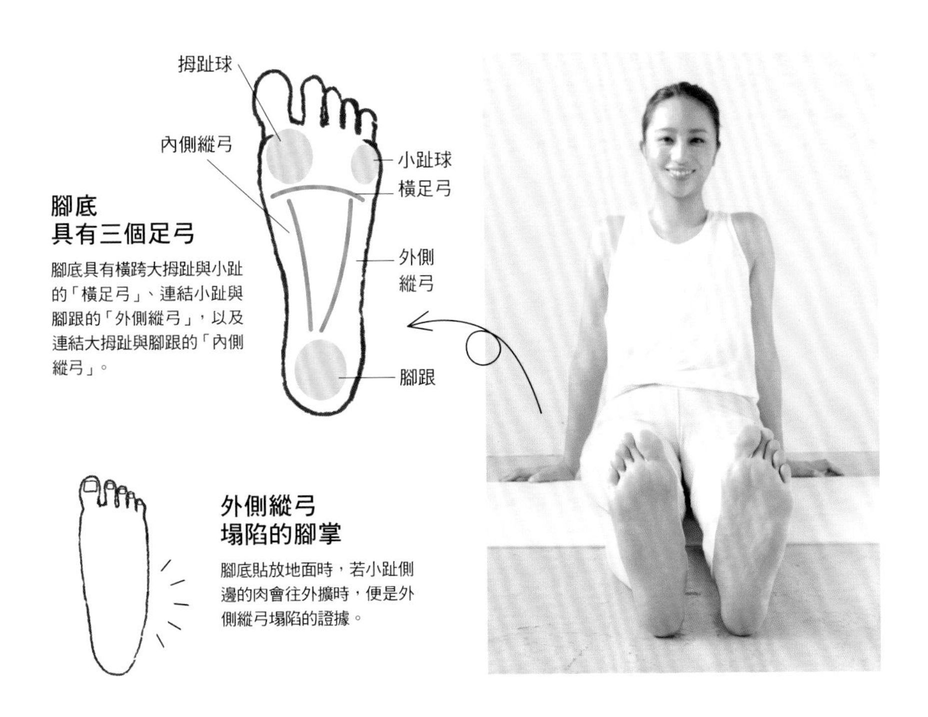

腳底
具有三個足弓

腳底具有橫跨大拇趾與小趾的「橫足弓」、連結小趾與腳跟的「外側縱弓」，以及連結大拇趾與腳跟的「內側縱弓」。

外側縱弓
塌陷的腳掌

腳底貼放地面時，若小趾側邊的肉會往外擴時，便是外側縱弓塌陷的證據。

腳底重心轉移示意圖

腳掌會從腳跟中央稍微偏外的部分著地，重心則經由外側縱弓→橫足弓，從大拇趾側轉出。請一併對照P.36起所講解的步行方式進行確認。

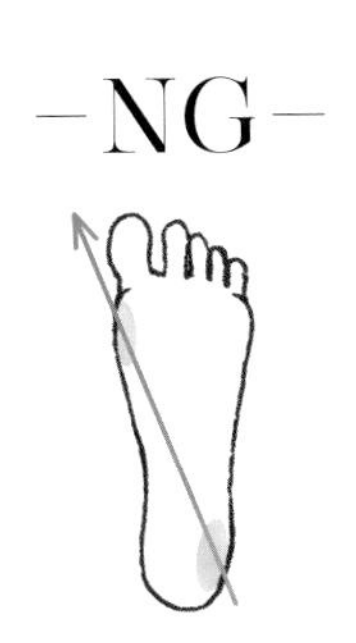

—NG—

取捷徑直接將重心轉移至拇趾球時，就會對拇趾球造成負擔

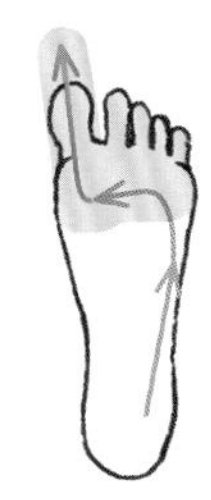

從「拇趾球」轉出

最後，透過大拇趾根的拇趾球確實踏踩地面將重心送出。

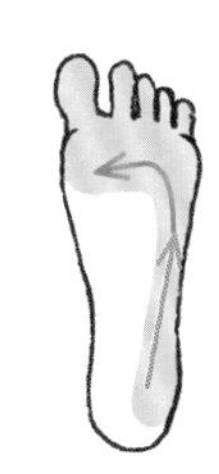

重心轉移至橫足弓

重心從小趾球轉移至拇趾球。具備橫足弓時，這個動作也能做得很順暢。

重心轉移至外側縱弓

重心會轉移至位於腳跟與外側縱弓上方的小趾球。具備足弓就能順暢做到此動作。

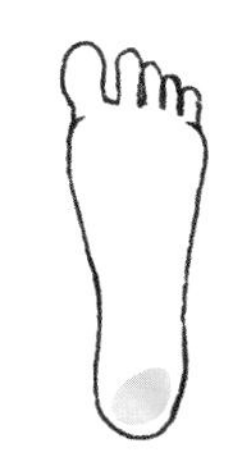

從腳跟偏外側的部分著地

不是用腳跟的骨頭部分，而是以腳跟中央稍微偏外的位置著地。

何謂「享瘦步行法」？

享瘦步行法指的是不具備任何先前所解說的走路壞習慣，也就是「正確的走路方式」。

走路往往會令人聯想到用雙腳前進，但其實將骨盆往前推般地帶動身體，然後雙腳跟著骨盆做出動作，才是基本的走路方式。

其他必須留意的還有，透過腳底足弓與腳趾進行重心轉移、不光用腳也得使用臀部肌肉等重點。請參閱統整於下方的7大要點。從下一章起將進入4週訓練課程，學習「享瘦步行法」的行走方式，不過從今天起就可以將這些重點銘記在心，改變走路方式的觀念。

享瘦步行法要點

1 彷彿將骨盤往前推般地前進

2 行走時背脊打直

3 不大幅擺動手臂

4 行走時主要使用臀部肌肉

5 不加大步伐

6 留意腳尖、膝蓋需朝向前方

7 透過腳底足弓與腳趾進行重心轉移

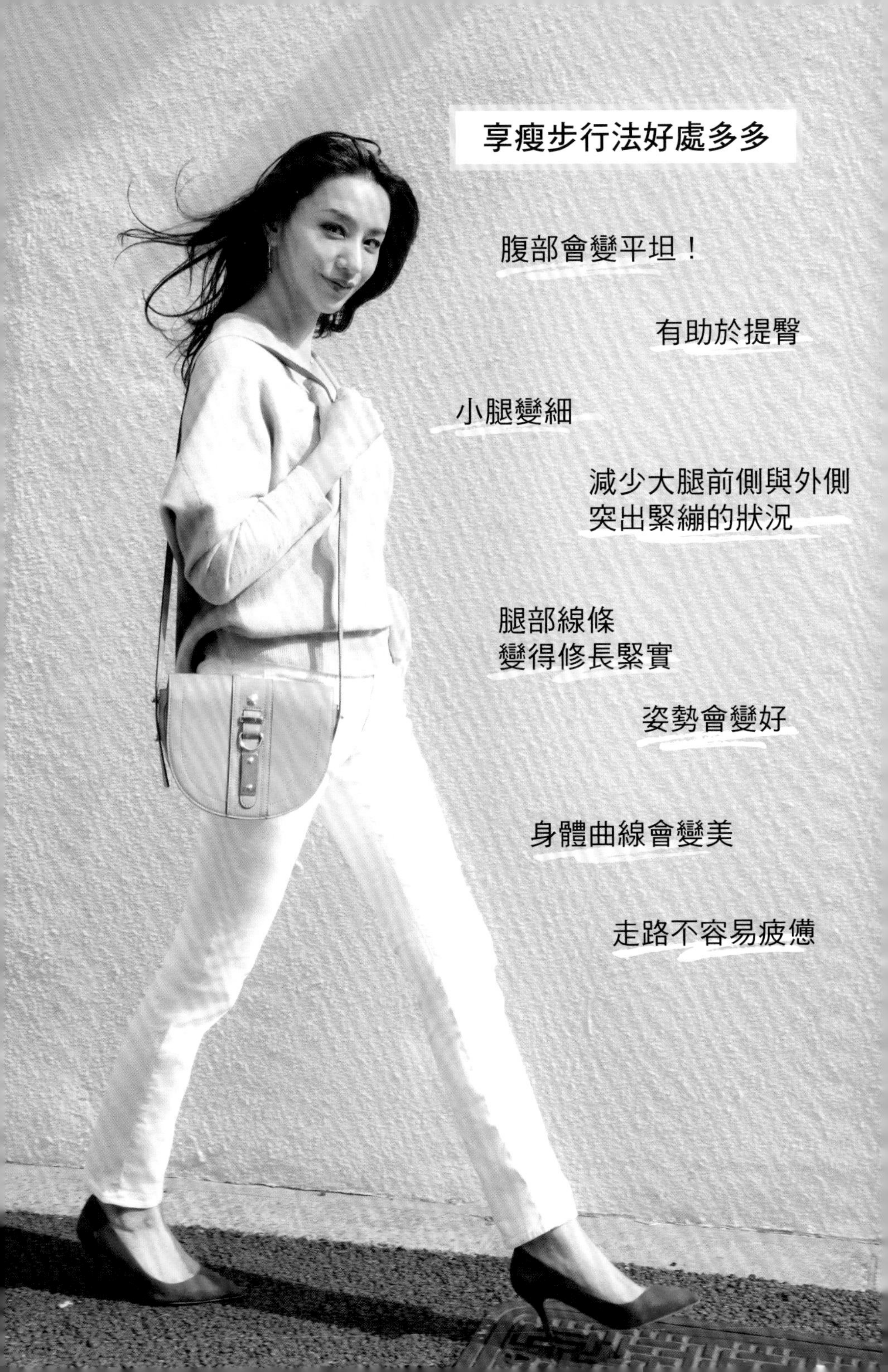
享瘦步行法好處多多
腹部會變平坦！
有助於提臀
小腿變細
減少大腿前側與外側
突出緊繃的狀況
腿部線條
變得修長緊實
姿勢會變好
身體曲線會變美
走路不容易疲憊

確認享瘦步行法的基本動作！

本單元將詳細解說「享瘦步行法」的基本動作。請別只將注意力放在全身的整體動作上，透過膝蓋下方前側與後側放大圖，以及腳底重心轉移說明圖確認細節也很重要喔。若能學會這個走路方式，每天的步行將升級為塑身利器！步行時加快速度更能提升瘦身效果。

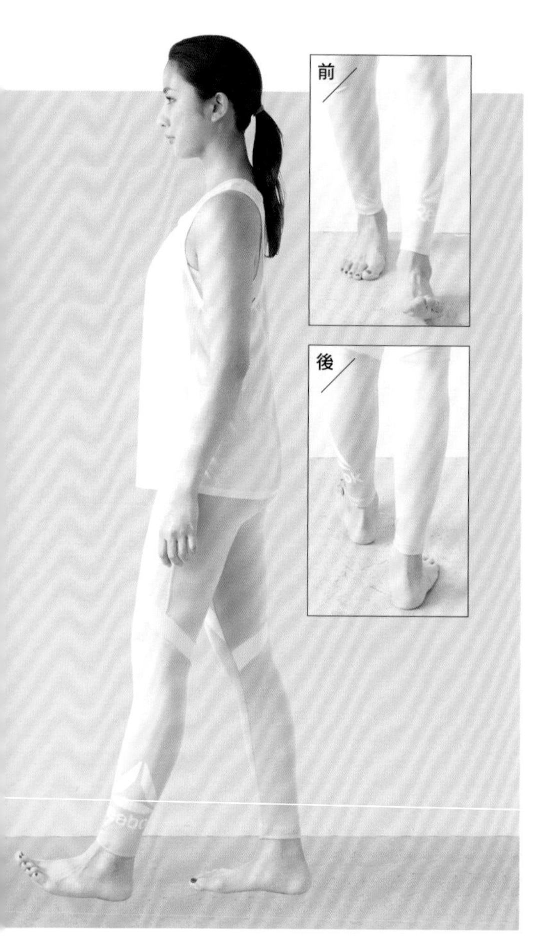

1 將骨盆往前推，讓左腳先著地

雙腳會隨著骨盆的動作動起來，因此前進時雙腳應從骨盆處往前伸出。左腳腳尖無須抬得太高， 以腳跟偏外側的部分著地。膝蓋與腳尖需朝向正前方。

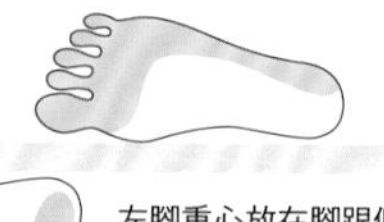

右腳的重心轉移

左腳的重心轉移

左腳重心放在腳跟偏外側的位置，右腳重心放在腳掌外側與趾尖。

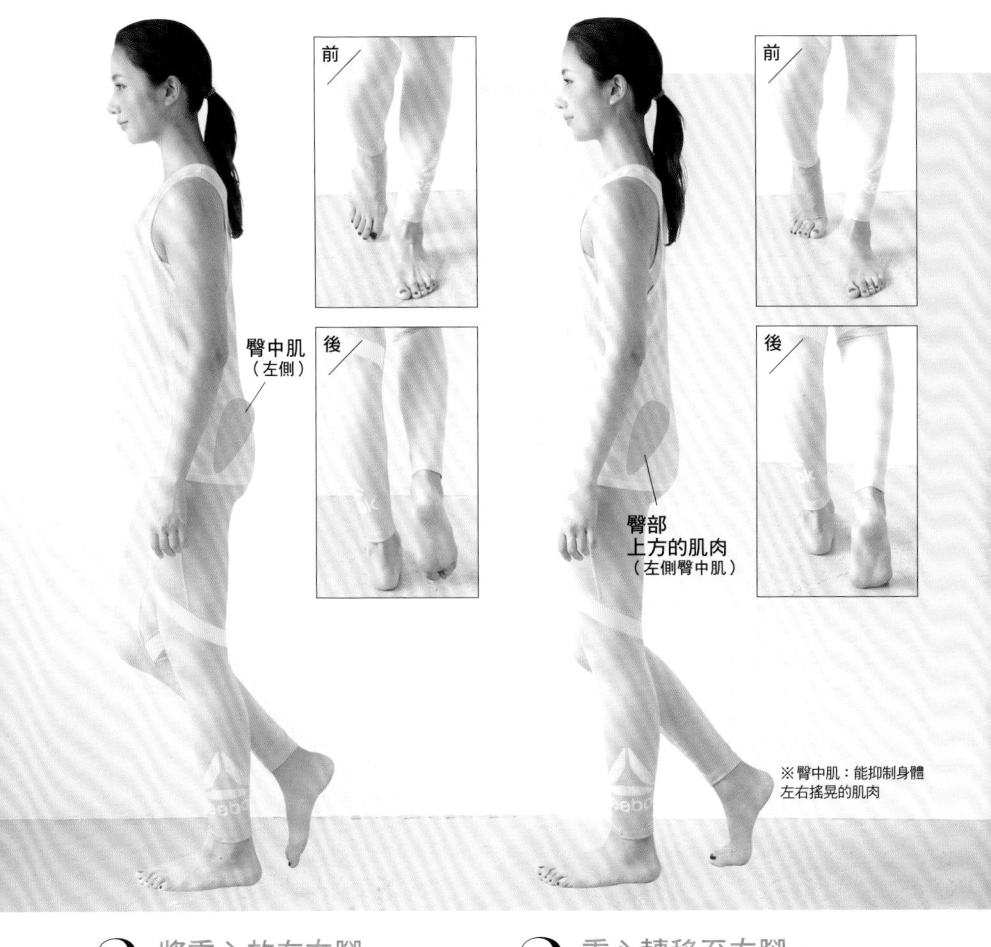

3 將重心放在左腳，呈單腳站立

大拇趾出力不放鬆，右腳筆直往後踢。記得腳尖勿朝外，需垂直向下。呈單腳站立姿勢時，若臀中肌有發揮作用，體幹就不會晃動。

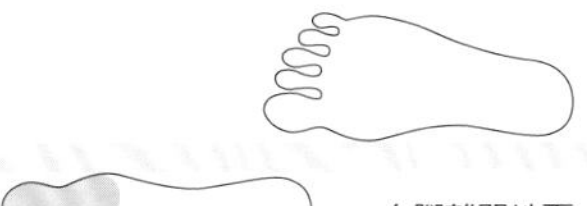
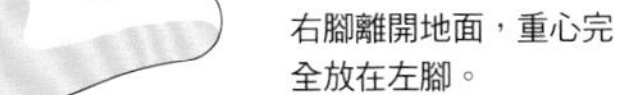

右腳離開地面，重心完全放在左腳。

2 重心轉移至左腳，將身體往前帶

著地的左腳將全身重量移動至外側縱弓，隨後轉放在臀部的臀中肌上。位於後方的右腳大拇趾則筆直壓住地面，彷彿將骨盆右側往前推般地前進。

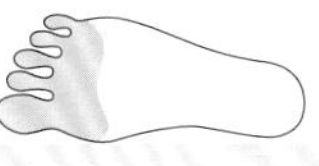
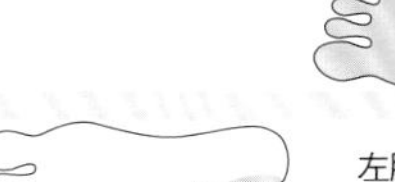

左腳從外側縱弓、右腳從橫足弓將重心轉移至大拇趾處。

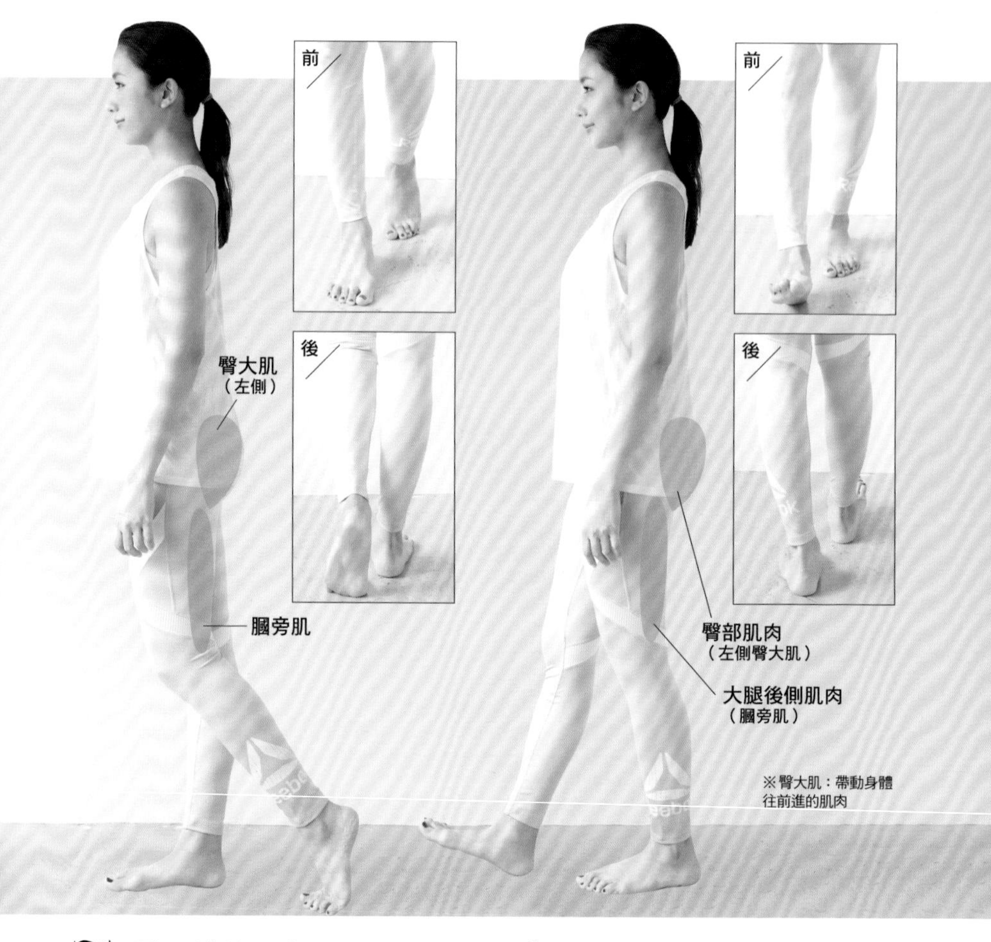

5 重心轉移至右腳，將身體往前帶

將全身重量移動至右腳，再從腳跟轉移至腳底外側。位於後方的左腳大拇趾根處出力貼壓地面，並利用臀大肌帶動身體往前進。

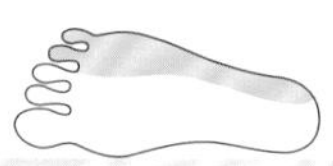

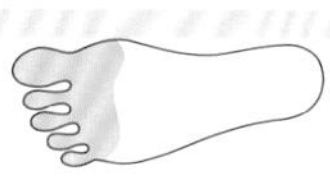

右腳從外側縱弓、左腳從橫足弓將重心轉移至大拇趾處。

4 將骨盆往前推，讓右腳著地

利用臀部的臀大肌與大腿後側肌肉將左腳往後送，彷彿將骨盆往前推般地前進。右腳隨著骨盆的動作著地。腳尖無須抬太高，膝蓋與腳尖朝著同一方向。

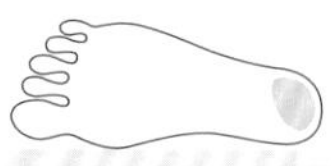

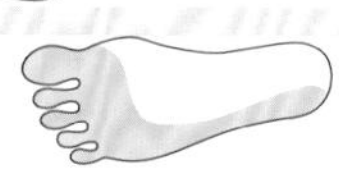

右腳重心放在腳跟偏外側的位置，左腳重心放在腳掌外側與趾尖。

CHECK!

請逐一針對
「正確步行方式」
要點進行確認。

- ☐ 藉由骨盆往前的動作帶動身體前進
- ☐ 確實運用臀部與大腿後側的肌肉
- ☐ 腳底的重心轉移確實做到從腳跟→腳底外側→大拇趾的順序
- ☐ 腳尖與膝蓋保持朝向正前方的狀態
- ☐ 往前踢出的大拇趾朝著正下方，不偏移至外側

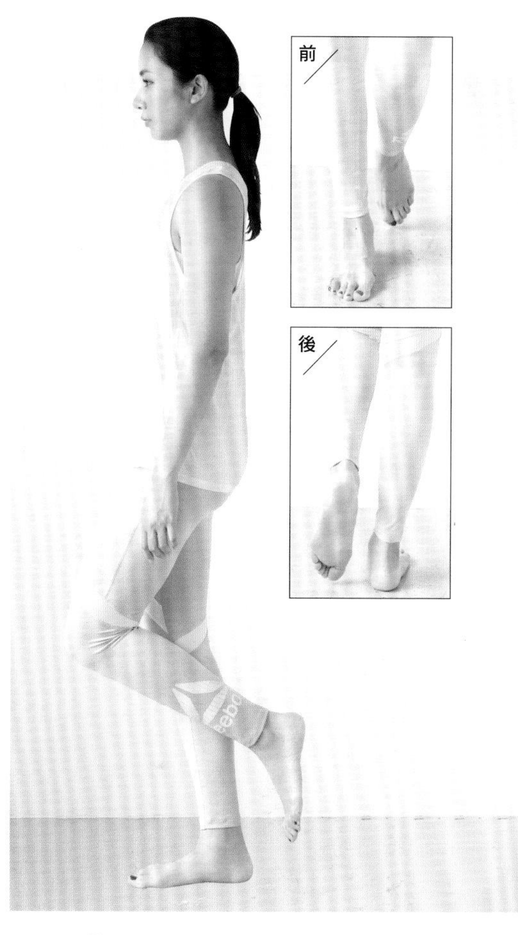

6 將重心放在右腳，呈單腳站立

大拇趾出力不放鬆，左腳筆直往後踢。記得腳尖勿朝外，需垂直向下。呈單腳站立姿勢時，若臀中肌有發揮作用，體幹就不會晃動。

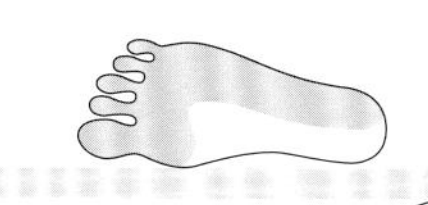

左腳離開地面，重心完全放在右腳。

「能利用零碎時間進行的走路運動，對我而言是最棒的塑身方式」

——高橋瑪莉潤

我很喜歡走路，時常利用零碎時間走一走。雖然工作時必須經常穿著高跟鞋，但我平時幾乎都是球鞋打扮，所以只要想動一動隨時就可以走起來。若目的地距離車站只有1～2站遠，我就不會搭乘電車，而是選擇用走的。有時是一邊跟朋友聊天一邊走，有時則是一個人步行。我還會利用晨間活動時段走路呢。也會透過手機的計步器來確認步數！有拍戲工作時儘管較難抽出時間，但我還是以一天一萬步為目標。

走路真的是很好的運動。通常在我走很多路的時候就會被周遭問到「是不是瘦了？」不僅血液循環會變好，還能消除水腫。對我而言，能利用零碎時間進行的走路運動，對我而言是最棒的塑身方式。

而且走路方式正確時，身材就會顯得姣好、勻稱。相反地，當走路方式不正確時，再怎麼樣都不會顯得美麗，實在相當可惜。單憑走路方式就能改變予人的印象與體態，因此我會將此點銘記在心，今後也要繼續享受走路的樂趣。

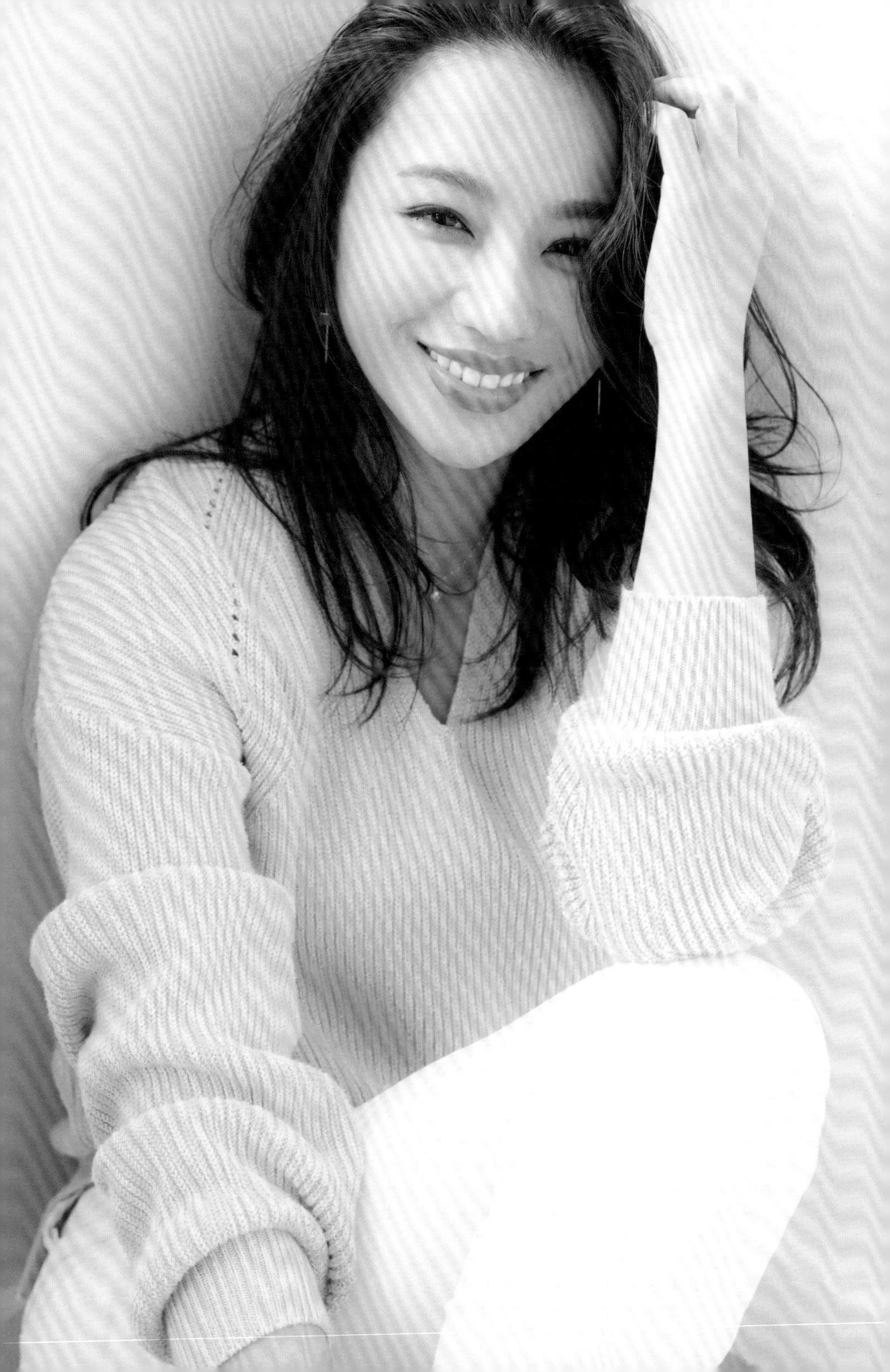

Chapter 2

改掉以往的走路壞習慣！
享瘦步行法
4週訓練課程

///

接下來就要開始進行享瘦步行法的訓練。
走路習慣愈是有問題的人，
愈能從第1週起就感受到腳步變輕盈的情況。
只要持之以恆，就能帶來腹部與腿部線條變緊實等令人歡喜的變化！
只需4週的時間就能習得終生受用的「享瘦步行法」！

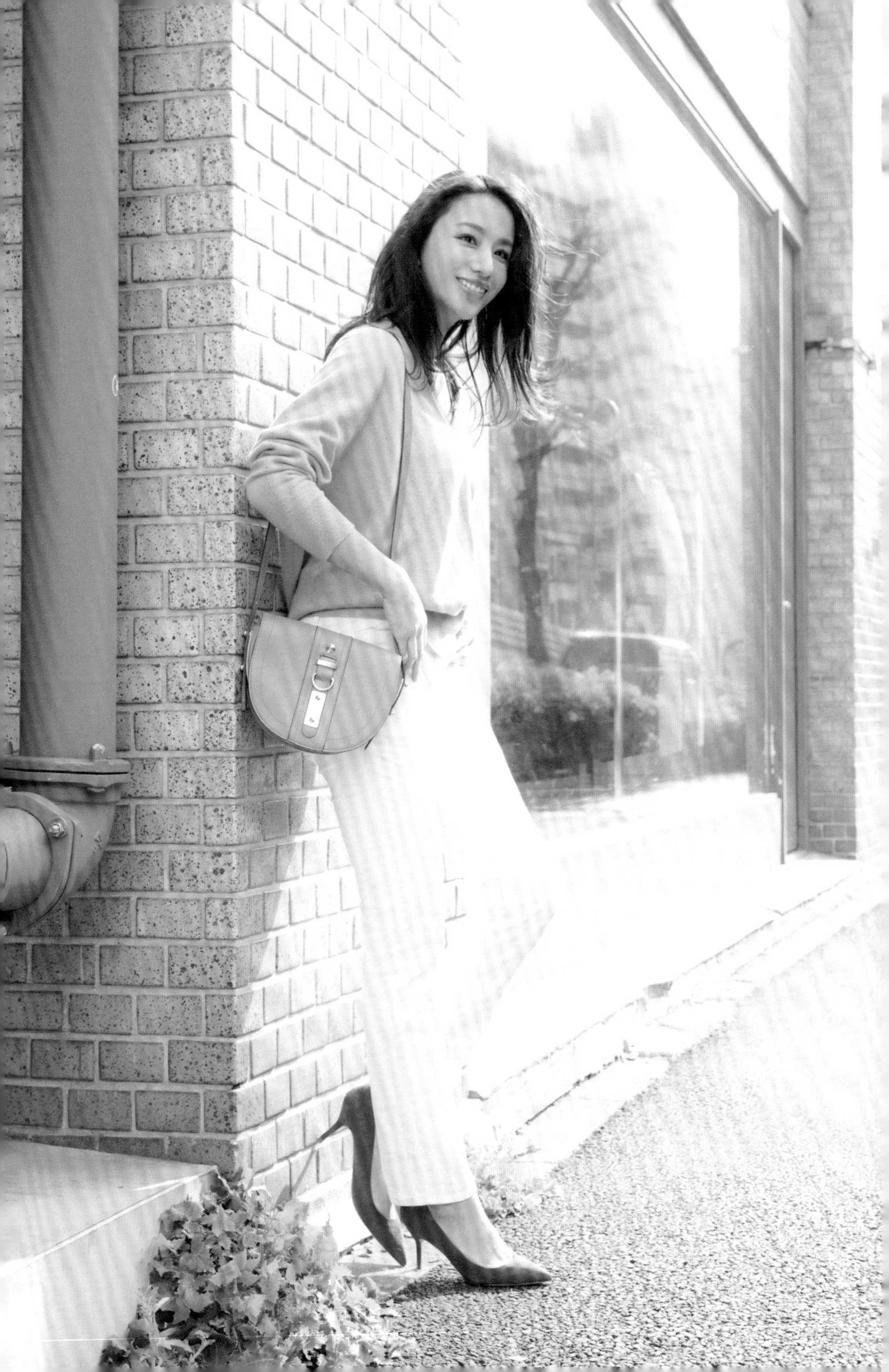

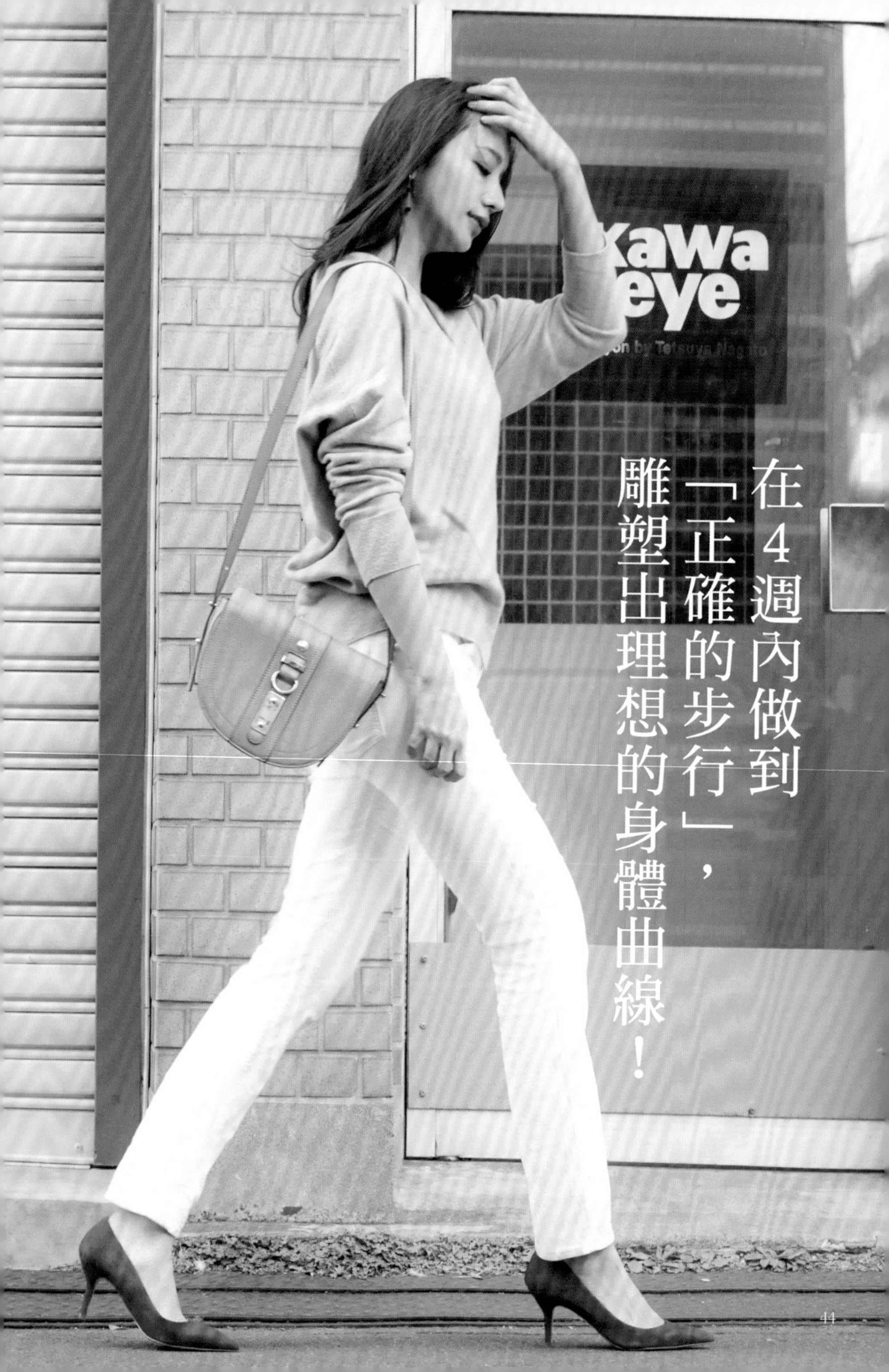

在4週內做到「正確的步行」，雕塑出理想的身體曲線！

「享瘦步行法」指的是「正確的步行方式」。或許有些人聽到此言後會覺得「就這樣？」而感到失望吧？然而，沒有做到「正確步行」的人卻相當多。除非有某些健康上的重大問題，否則每個人在孩提時代都是以正確方式走路的。但隨著年歲漸增，因生活習慣等影響而養成不良的走路方式後，就會日漸對腳（腿）感到自卑。也就是說，大腿馬鞍肉或O型腿等煩惱都是長年的壞習慣所導致的「結果」。

從本章開始將帶領讀者進行訓練，這4週的課程能在矯正長年走路壞習慣的同時，鍛鍊到正確行走所需的肌肉。密集訓練享瘦步行法會用到的關鍵肌肉，不僅能改善腿部線條，還能調整全身肌肉的平衡。

而在每週課程結束後所進行的「WALK CHECK」單元，能讓讀者們確認自身的走路方式是否接近正確的享瘦步行法，相信可以幫助大家更加確實感受到改善程度。有些人從第1週開始就會出現雙腿或腹部變緊實等身體線條的變化。請透過這4週的課程戒除長年以來的壞習慣，讓理想身材手到擒來！

行法4週訓練課程

同主題的4組「特別訓練」所構成的。做完基礎伸展操後，
享瘦步行法，平坦小腹、筆直雙腿、緊實翹臀便能一舉手到擒來！

Basic

進行特別訓練之前，每天必做的伸展操。
能舒展妨礙享瘦步行的肌肉。

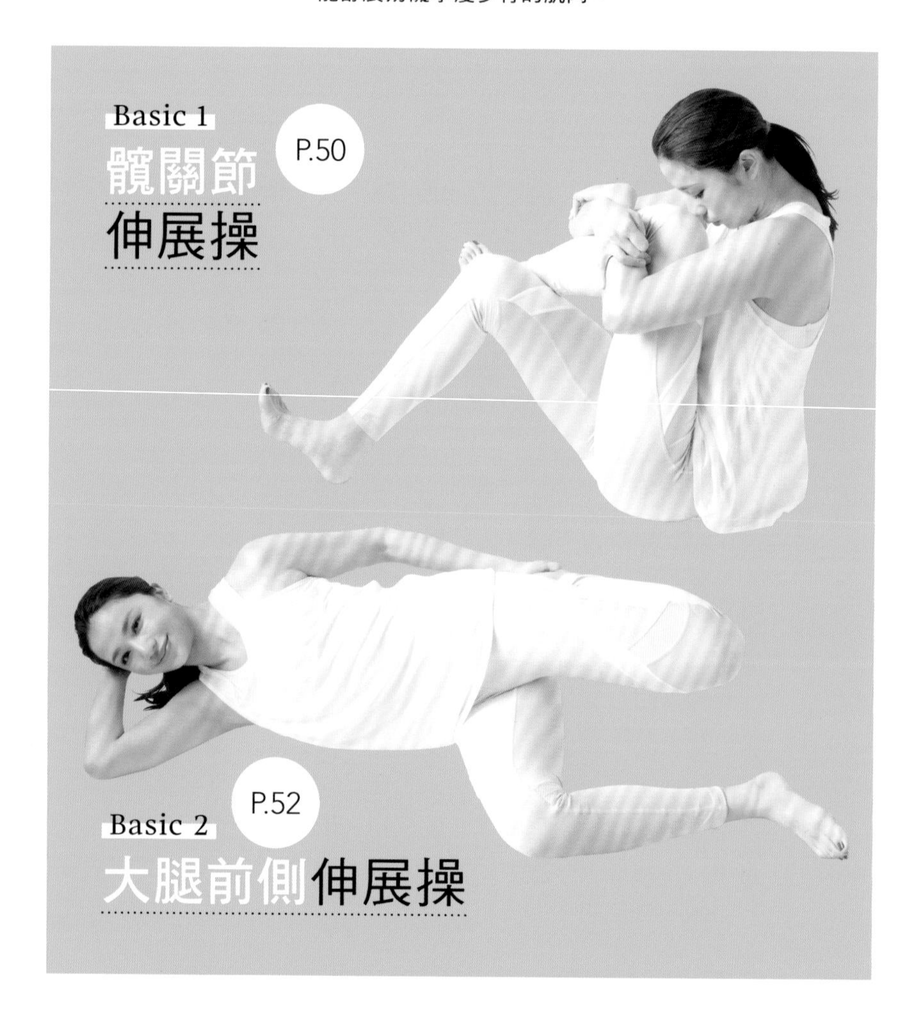

Basic 1
髖關節伸展操
P.50
P.52
Basic 2
大腿前側伸展操

改造走路方式之享瘦步

享瘦步行法訓練課程是由每天進行的2組「基礎訓練」，以及每週不
接著進行特別訓練，就能改善不良的走路習慣。透過4週的時間學會

Special training

於基礎伸展操後所進行的各週訓練運動。
每週都有不同的主題，能更有效率地學會享瘦步行法。

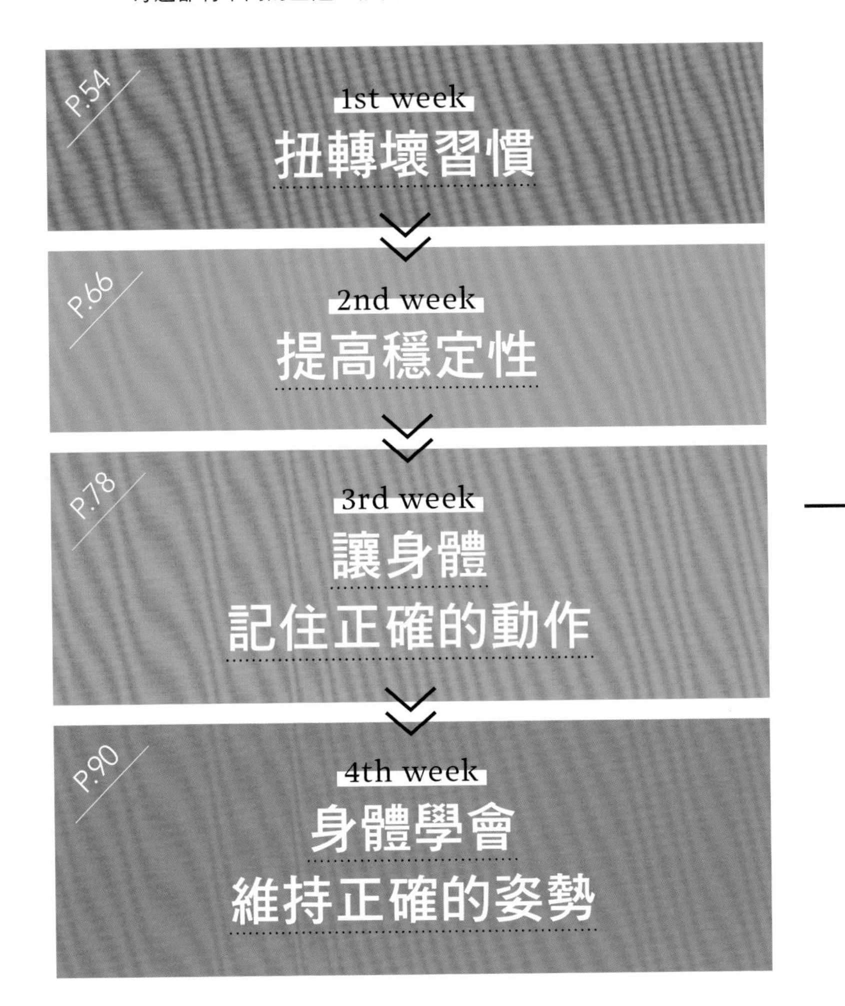

P.54
1st week
扭轉壞習慣
P.66
2nd week
提高穩定性
P.78
3rd week
讓身體
記住正確的動作
P.90
4th week
身體學會
維持正確的姿勢

每天都該進行的
基礎伸展操

在進入各週的特別訓練之前，請讀者們務必進行伸展。
引起不良走路習慣的元凶為僵硬的髖關節與緊繃的大腿前側，
透過伸展操紓緩這些部位，才能確實發揮訓練的效果。

Basic 1
透過髖關節伸展操
擴大可動範圍

髖關節是雙腿往前跨時不可或缺的部位，也是掌握「享瘦步行法」關鍵的關節。髖關節僵硬時，原本應發揮推進力的臀部便會罷工，導致行走時依賴雙腿力量、無法筆直跨出腳步等情形，進而造成大腿的負擔。請透過伸展操加強髖關節的柔軟度並運用臀部的力量，逐漸練出筆直的走路動作。

Basic 2
透過大腿前側伸展操
消除肌肉緊繃

接續在髖關節之後的就是大腿前側的伸展。髖關節僵硬的人並未運用臀部的力量來走路，因此會對大腿前側造成莫大的負擔。當此部位的肌肉發達後，走路時就會過度依賴腿部肌肉，結果就會導致大腿前側愈來愈壯而陷入惡性循環裡。確實伸展此部位，有助於消除大腿前側的緊繃。

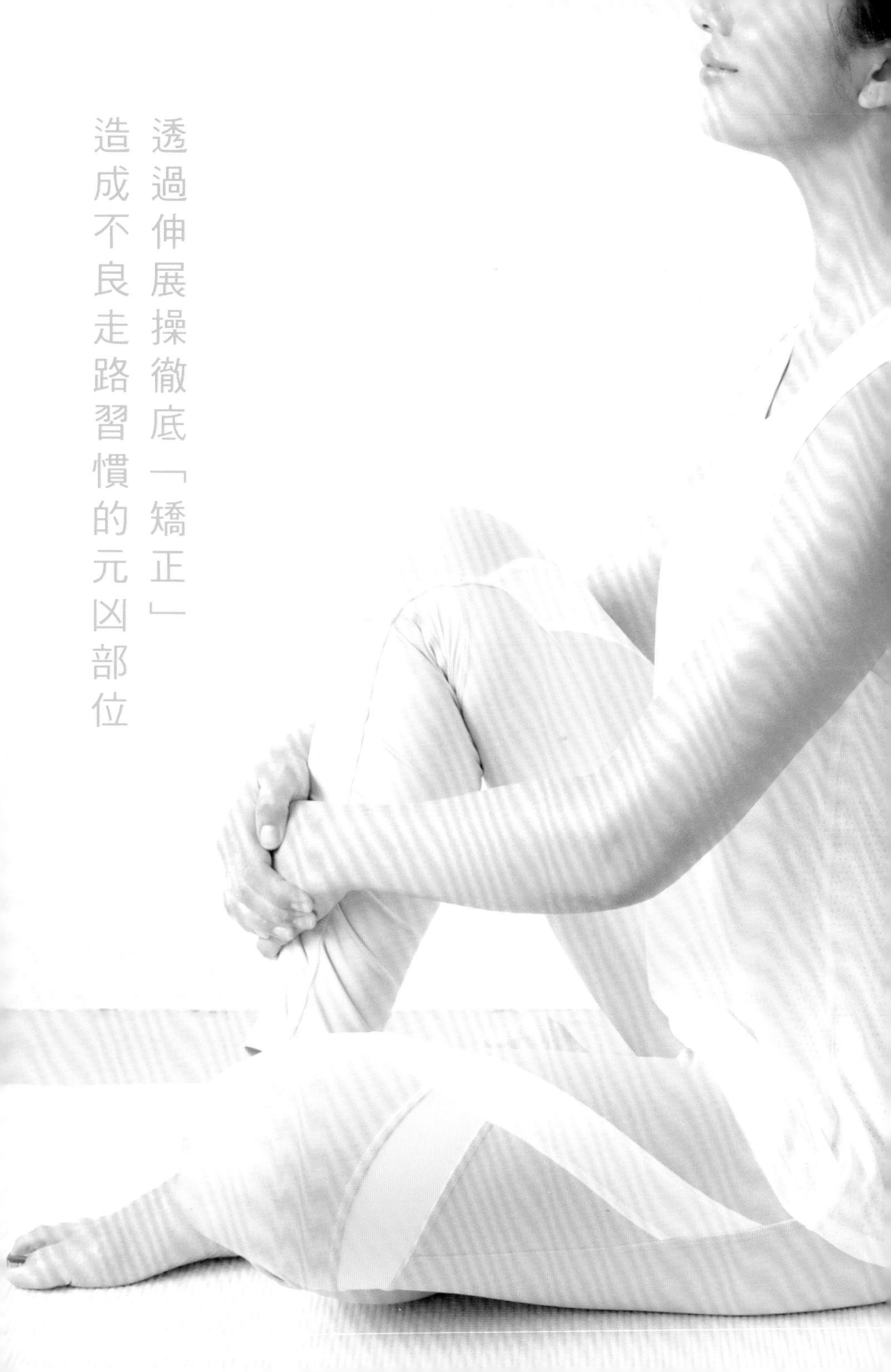

透過伸展操徹底「矯正」
造成不良走路習慣的元凶部位

每日必做 髖關節伸展操

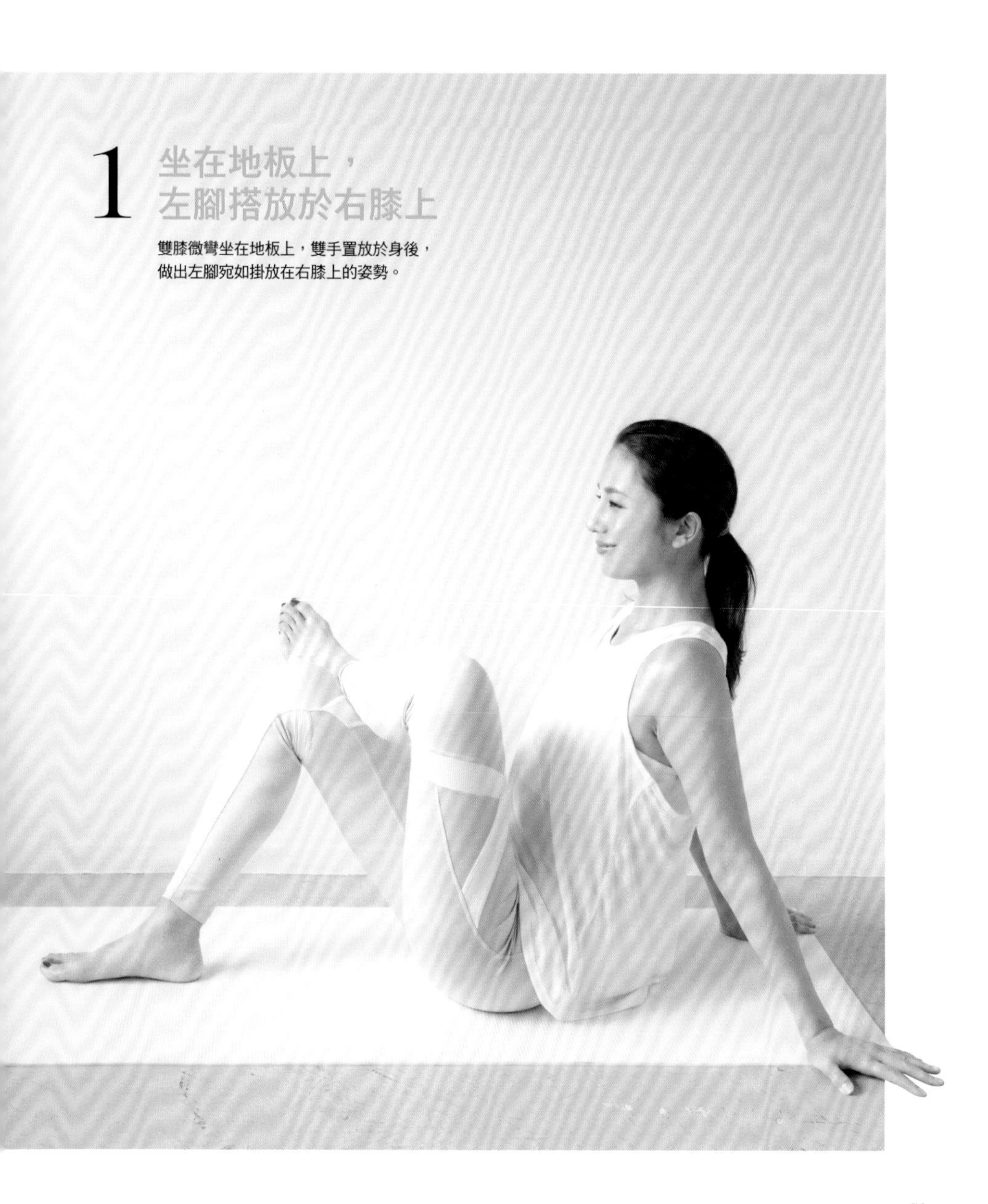

1 坐在地板上，左腳搭放於右膝上

雙膝微彎坐在地板上，雙手置放於身後，
做出左腳宛如掛放在右膝上的姿勢。

左右各做
30～
60秒

2 抱住左腳，伸展髖關節

抱住左腿，伸展髖關節，將膝蓋往內推，左大腿前側與腹部盡量貼合。在感受到臀部與大腿深處伸展開來的同時，保持自然的呼吸並維持此姿勢30～60秒。若伸展程度差強人意時，可拉近左腳，讓整條腿往身體方向靠攏。

Point

背部打直不彎曲讓骨盆往前立起時，做起來更有效果。抱著膝蓋時，應盡量讓膝蓋朝向外側。

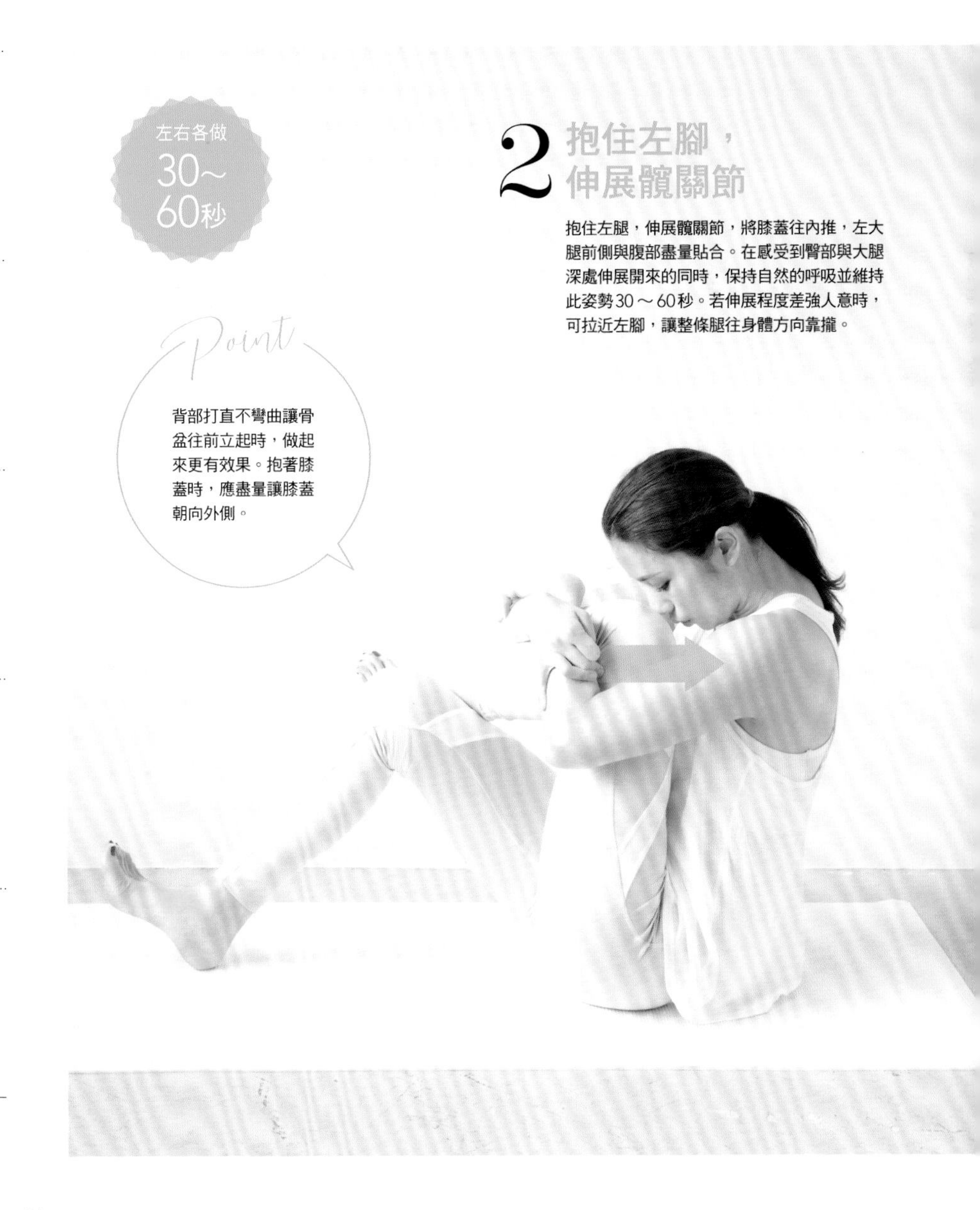

每日必做 大腿前側伸展操

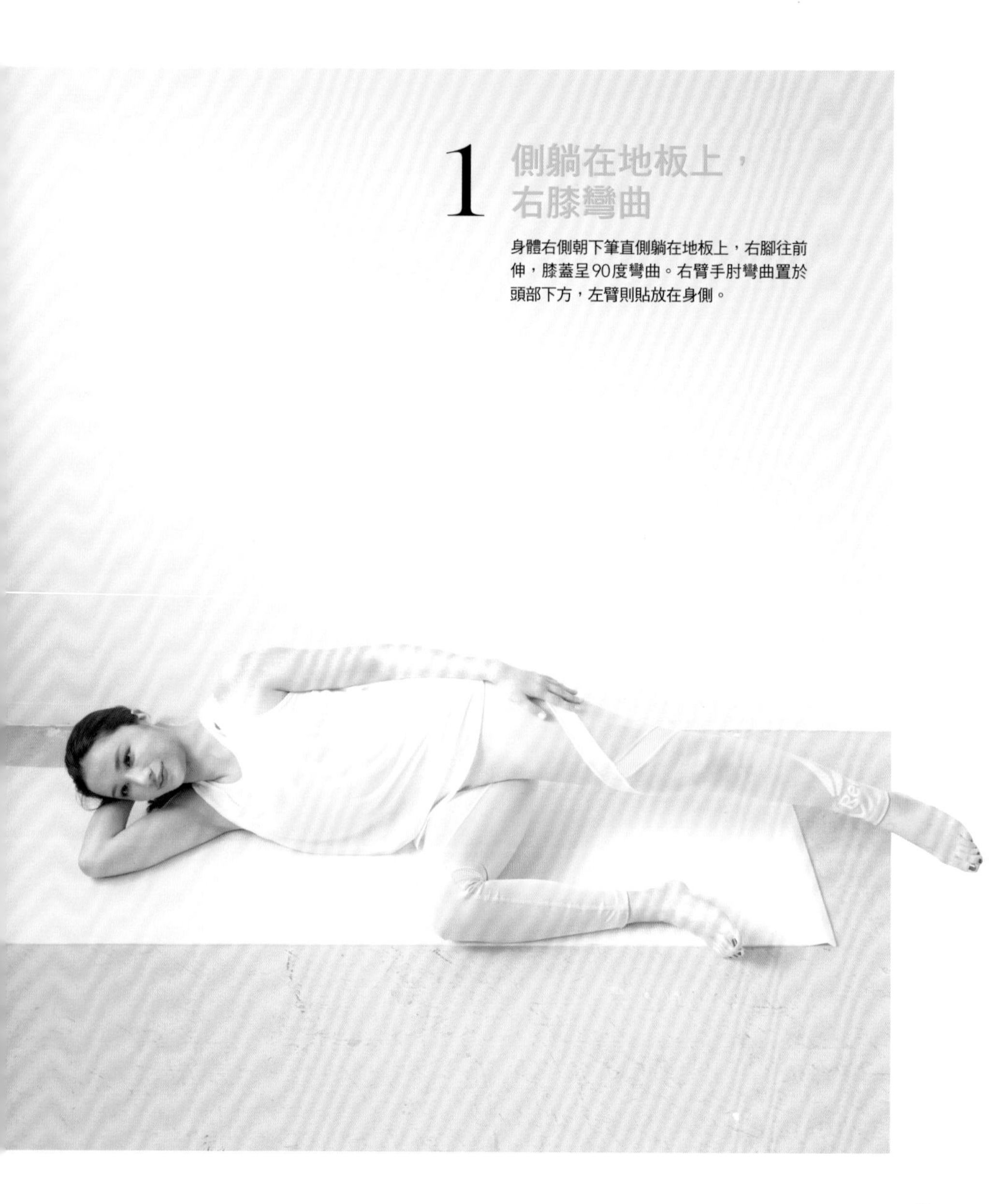

1 側躺在地板上，右膝彎曲

身體右側朝下筆直側躺在地板上，右腳往前伸，膝蓋呈90度彎曲。右臂手肘彎曲置於頭部下方，左臂則貼放在身側。

2 彎起左膝，抓住腳尖

往前伸出的右腳保持不動，左腳膝蓋則往身體後方彎，以左手抓住腳尖後，左腳腳跟往臀部拉近，以進行大腿前側的伸展。此時須注意不要憋氣。維持此姿勢30～60秒。

左右各做 30～60秒

Point

將腳跟拉近臀部時，請注意不要拱腰。做這個動作時需縮起腰部，由下腹部出力。

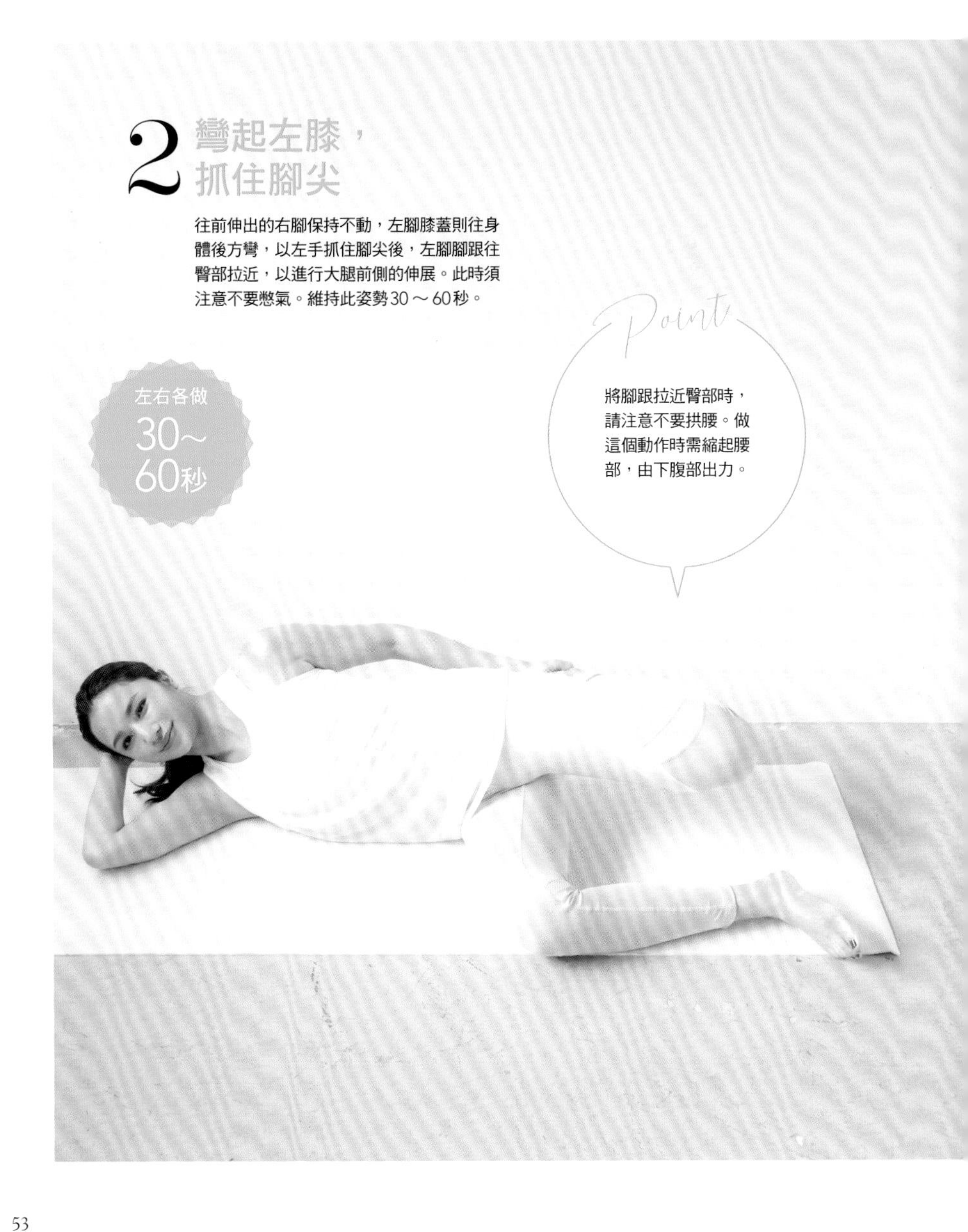

1st week menu

扭轉壞習慣

第1週的課程主要集中在戒除長年走路壞習慣的重點訓練。也就是將惡習難改的身體「砍掉重練」。透過基礎1與2的伸展操舒展髖關節與大腿後，便能喚醒平時不太被用到的大腿後側肌肉，同時還能矯正膝蓋與腳踝的歪斜。之後再透過反覆練習讓身體記住骨盆與大拇趾的正確動作，就能改善重心轉移時的不良習慣。這一週的目的在於建構正確的雙腳動作基礎。步行方式愈是有問題的人，愈會覺得鍛鍊起來很吃力，不過只要持續進行一個星期，雙腿的可動範圍就會變大，應該就能感受到腹部與雙腿變緊實的現象。

Basic 1

髖關節
伸展操

>> P.50

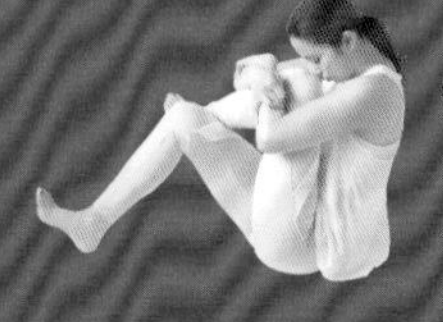

Basic 2

大腿前側
伸展操

>> P.52

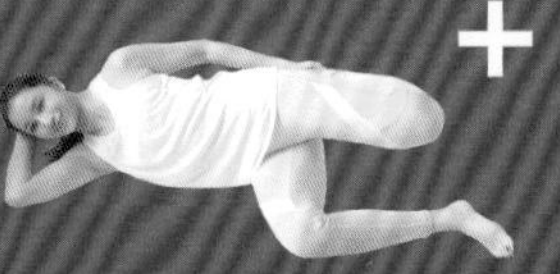

+

Special training

鬆緩大腿後側肌肉

消除**膝蓋下方的歪斜**

矯正**重心轉移的方向**

矯正**雙腳的移動方式**

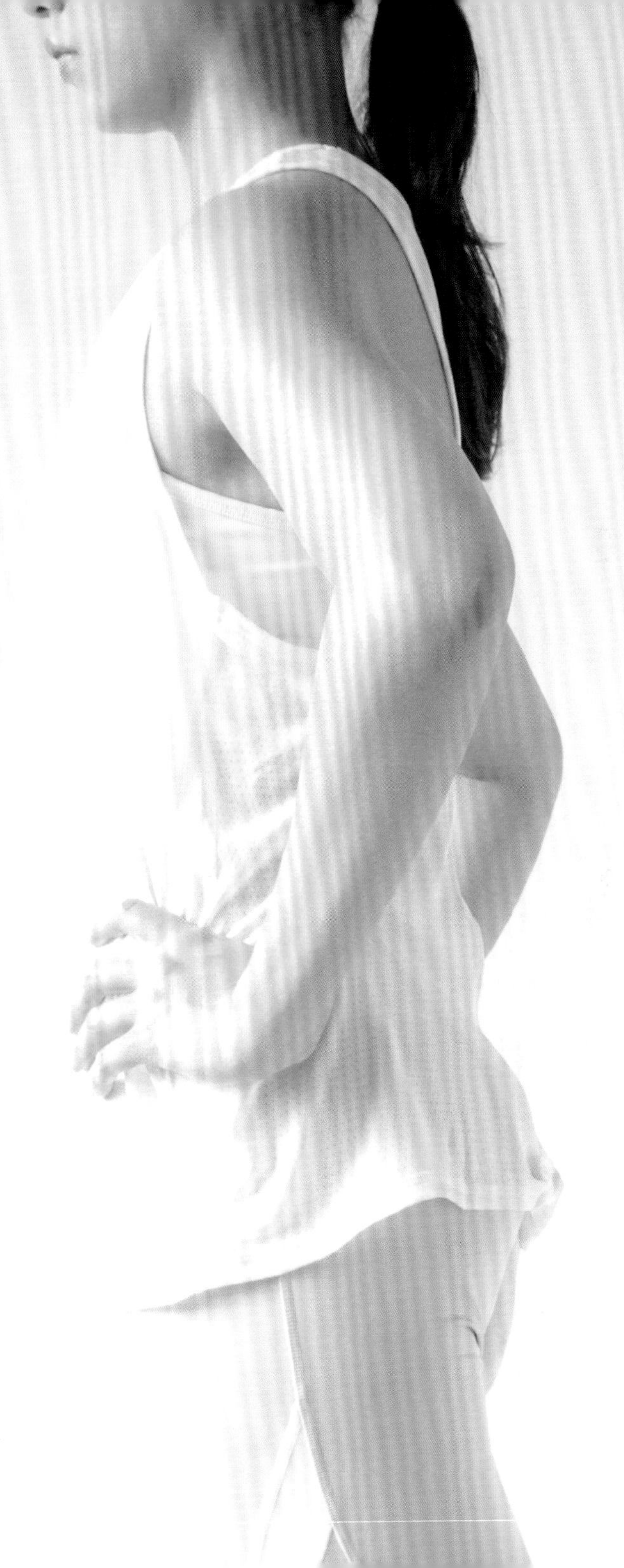

只要戒掉壞習慣，就能蛻變為走路就會瘦的體質

鬆緩大腿後側肌肉

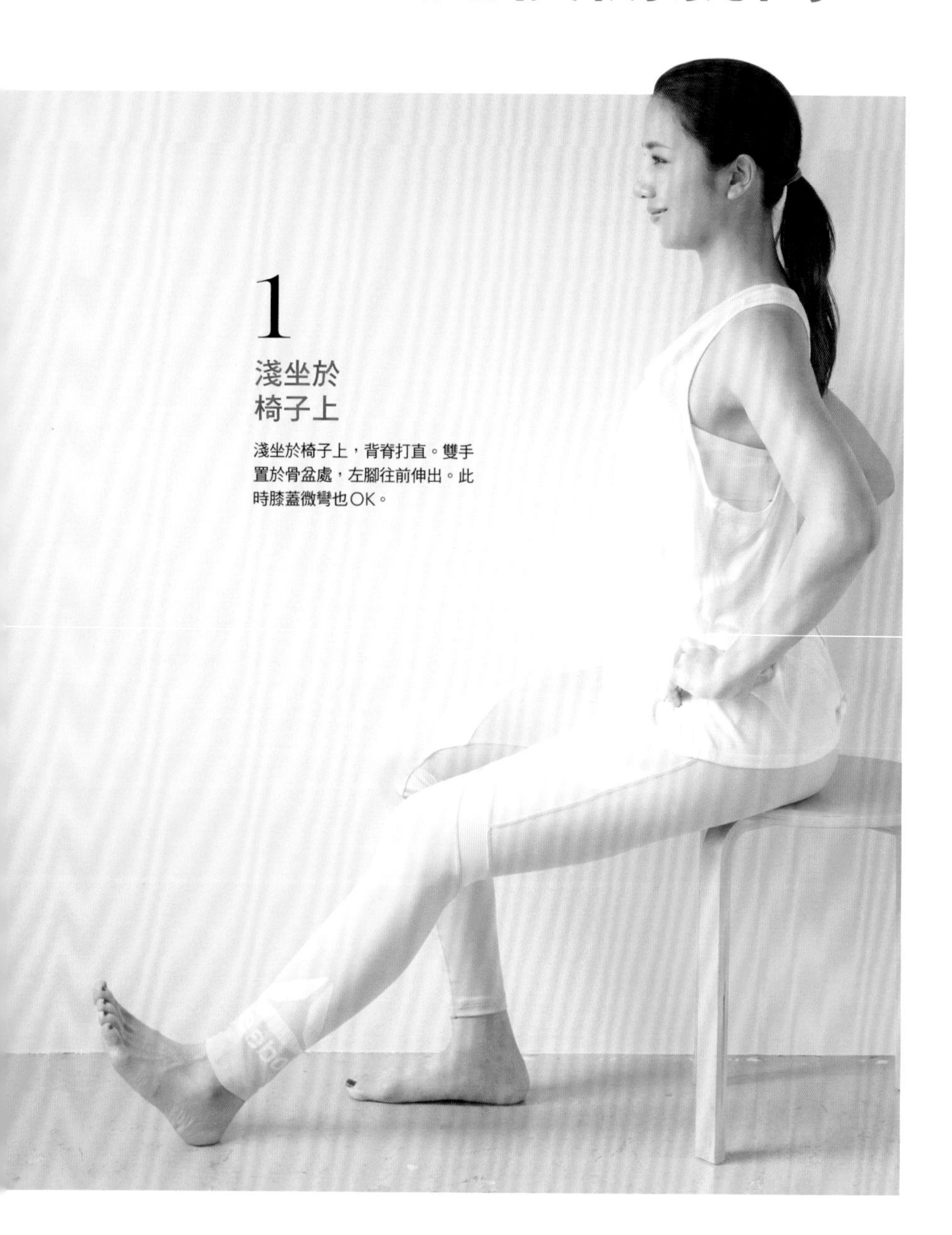

1

淺坐於椅子上

淺坐於椅子上，背脊打直。雙手置於骨盆處，左腳往前伸出。此時膝蓋微彎也OK。

大腿前側愈走愈壯的人，是因為只依賴此部位的力量行走，而未用到位於正後方的大腿後側與臀部肌肉的緣故。由於此部位的肌肉會變得很僵硬，請透過伸展操加以拉展。柔軟度提升後便能減輕大腿前側的負擔。

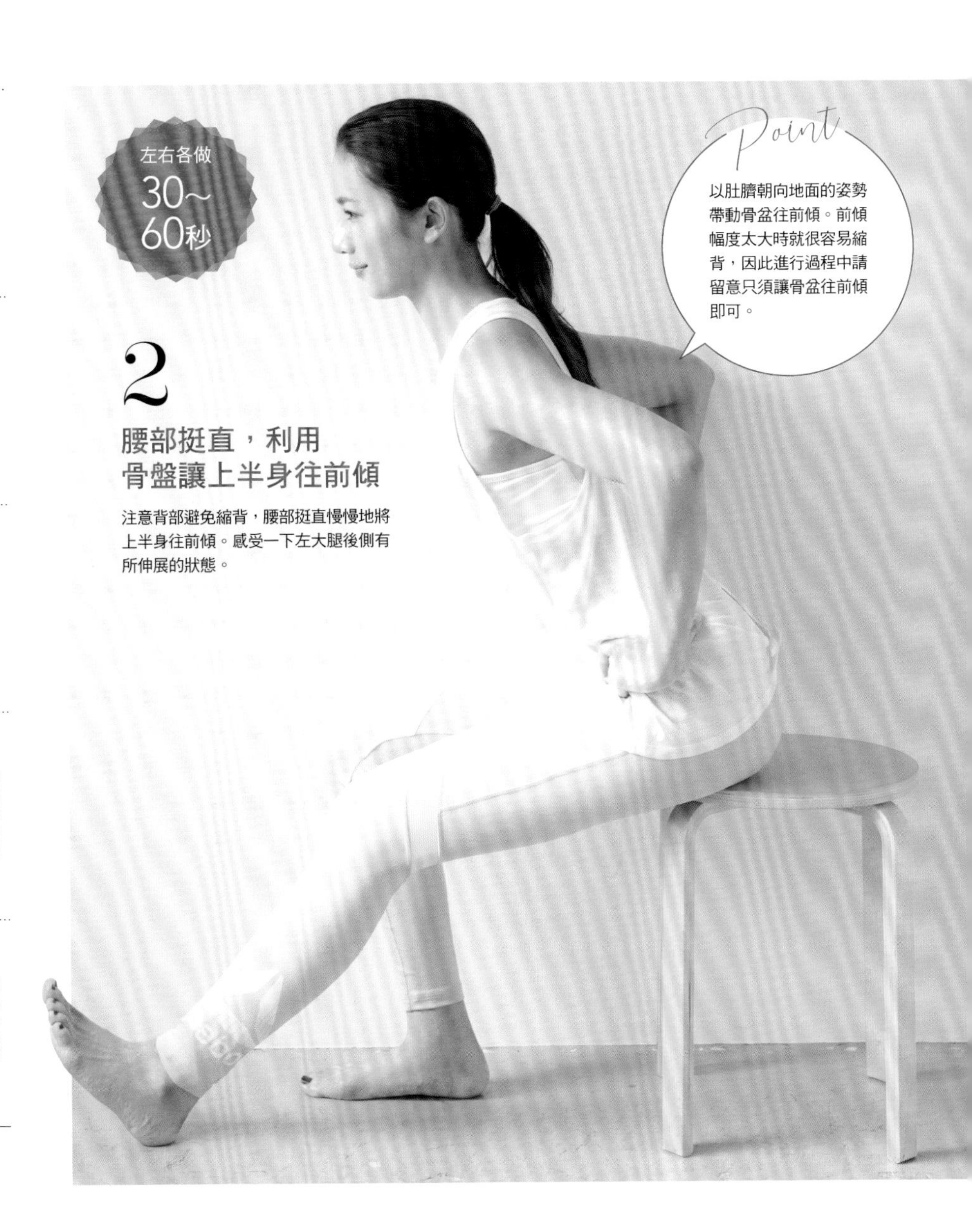
左右各做
30~
60秒
Point
以肚臍朝向地面的姿勢帶動骨盆往前傾。前傾幅度太大時就很容易縮背，因此進行過程中請留意只須讓骨盆往前傾即可。

2
腰部挺直，利用骨盤讓上半身往前傾

注意背部避免縮背，腰部挺直慢慢地將上半身往前傾。感受一下左大腿後側有所伸展的狀態。

消除膝蓋下方的歪斜

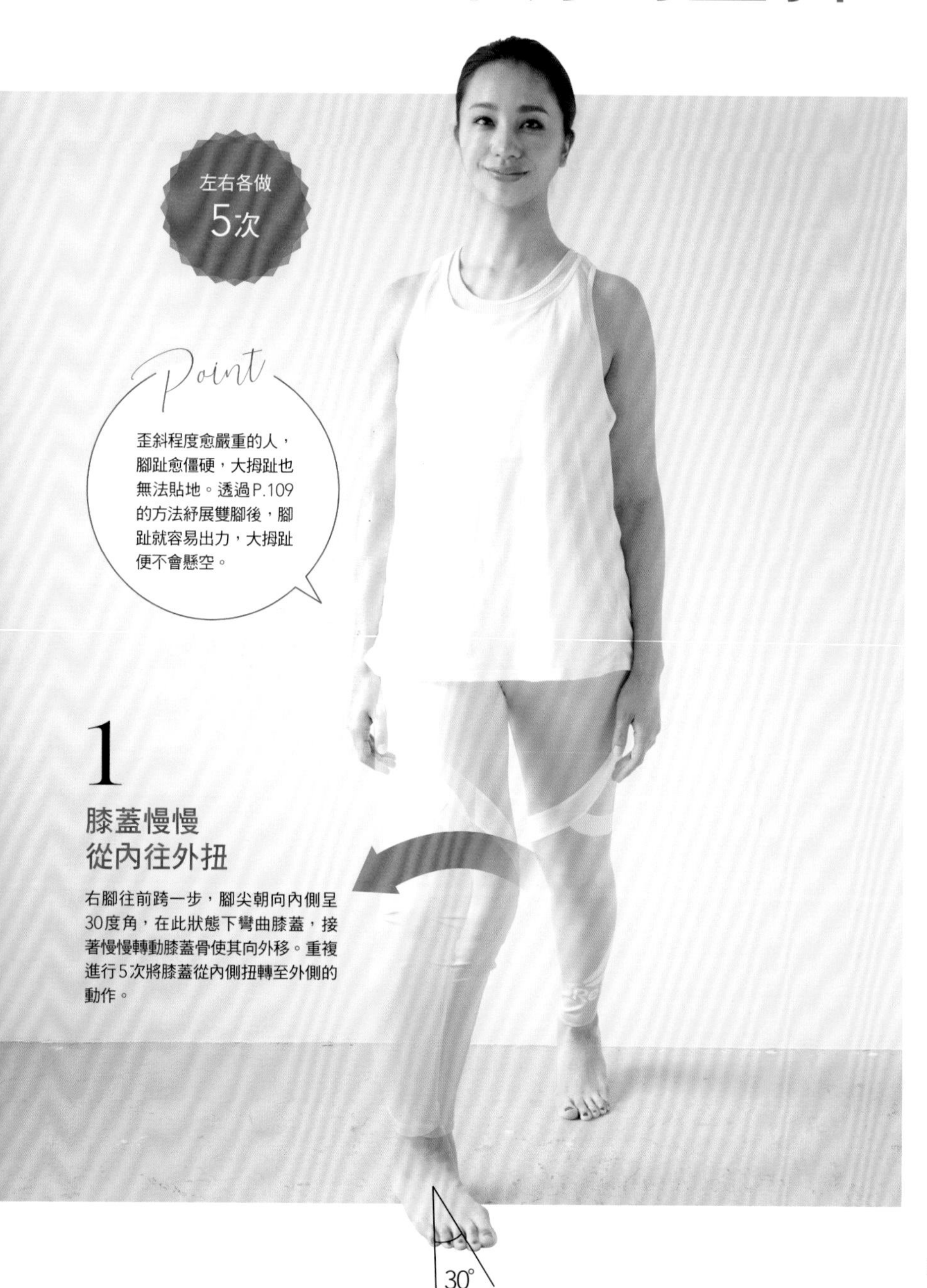
左右各做
5次
Point
歪斜程度愈嚴重的人，腳趾愈僵硬，大拇趾也無法貼地。透過P.109的方法紓展雙腳後，腳趾就容易出力，大拇趾便不會懸空。
30°

1

膝蓋慢慢從內往外扭

右腳往前跨一步，腳尖朝向內側呈30度角，在此狀態下彎曲膝蓋，接著慢慢轉動膝蓋骨使其向外移。重複進行5次將膝蓋從內側扭轉至外側的動作。

膝關節歪斜，膝蓋骨往內旋時，就會出現類似O型腿或XO型腿的問題，小腿外側會顯得突出。這項伸展操能改善膝蓋的歪斜，當膝蓋骨朝向正面時，雙腳就能筆直往前跨出，得以減輕小腿的負擔。

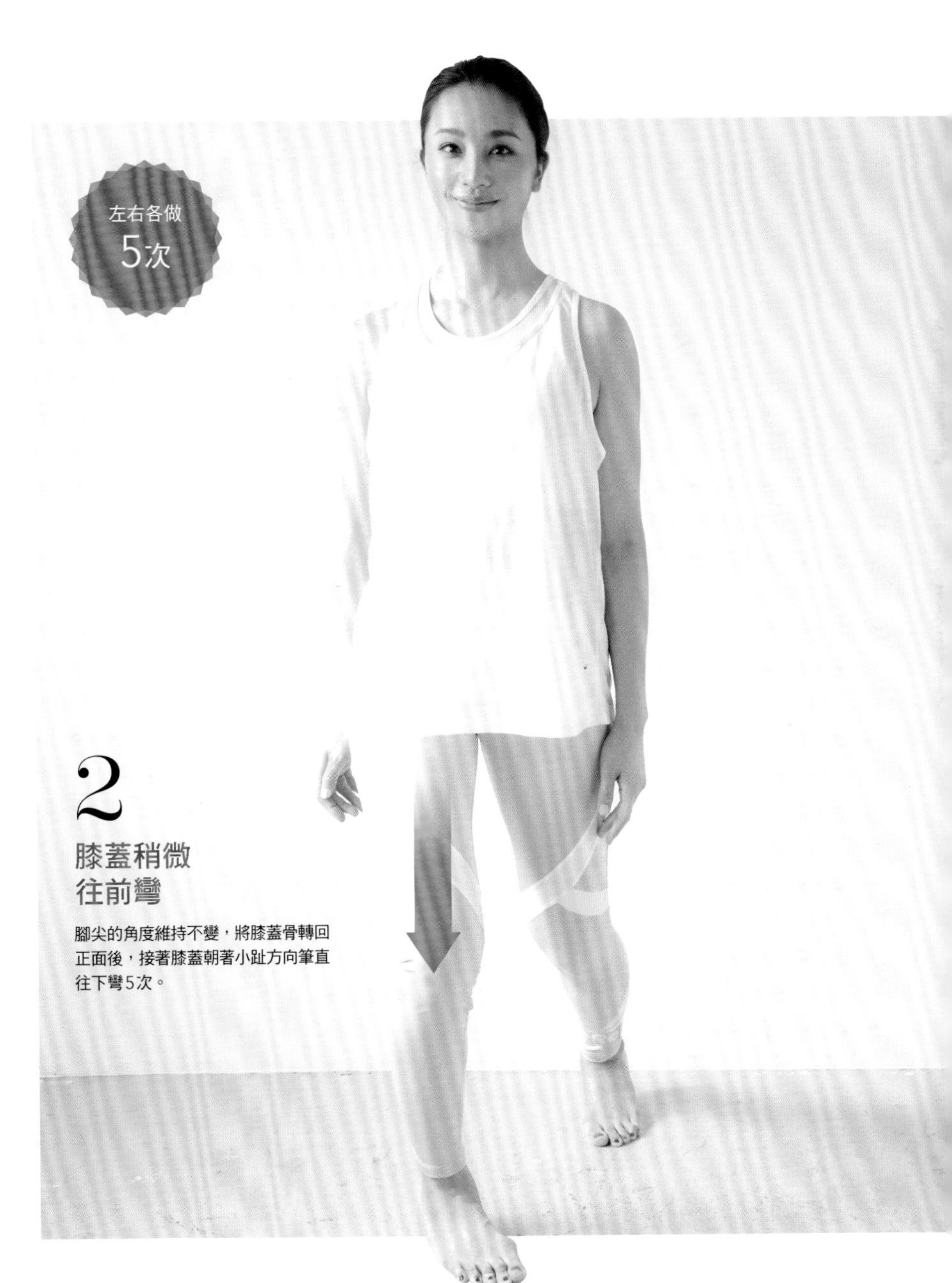

左右各做
5次

2

膝蓋稍微往前彎

腳尖的角度維持不變，將膝蓋骨轉回正面後，接著膝蓋朝著小趾方向筆直往下彎5次。

矯正重心轉移的方向

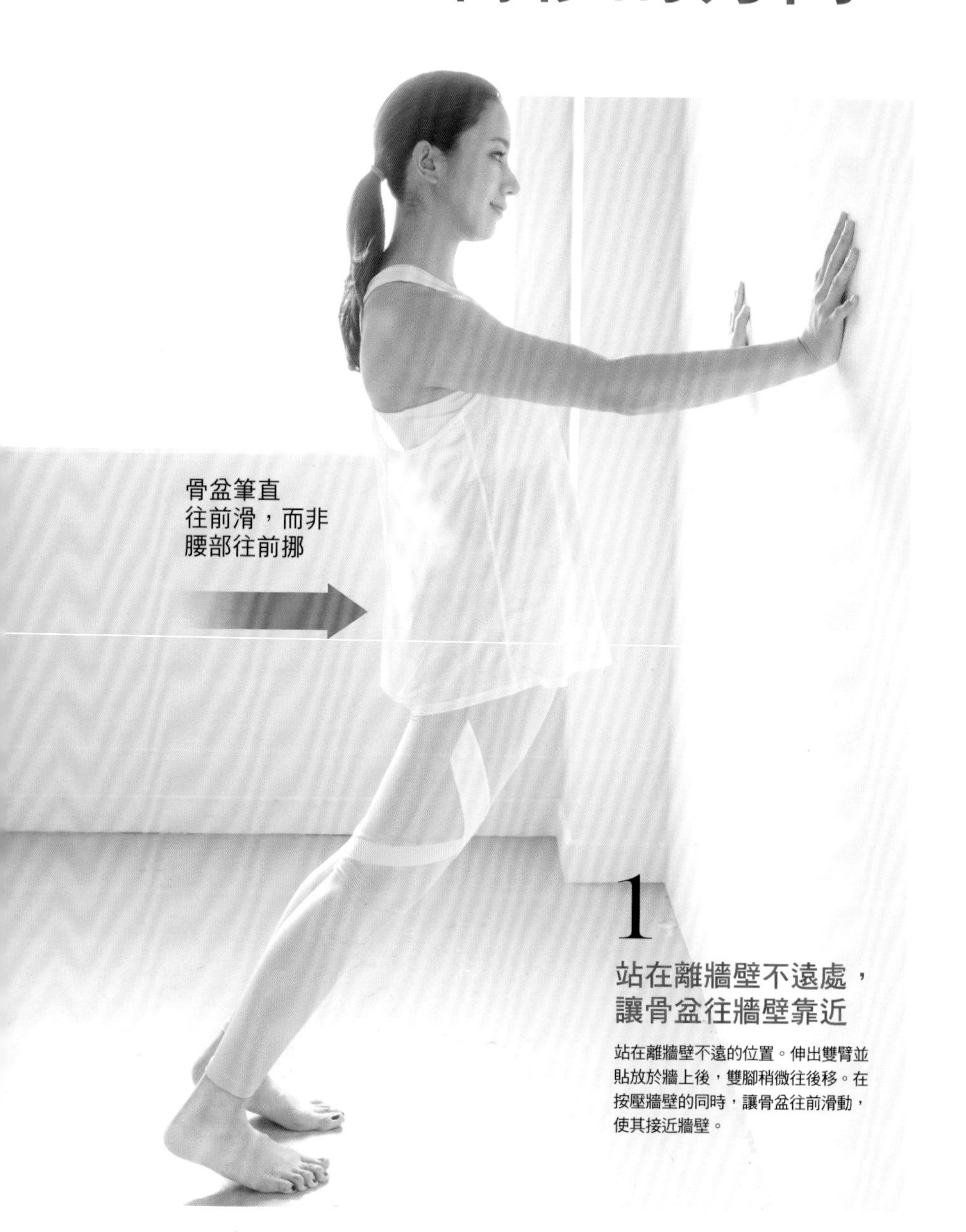

1
站在離牆壁不遠處，讓骨盆往牆壁靠近

站在離牆壁不遠的位置。伸出雙臂並貼放於牆上後，雙腳稍微往後移。在按壓牆壁的同時，讓骨盆往前滑動，使其接近牆壁。

這是學習從腰部跨出雙腳的訓練法。步行時若太刻意往前跨出步伐，就會形成由雙腳帶動身軀的習慣，而對大腿和小腿造成負擔。加強應該先由骨盆往前帶動雙腳的觀念後，就能順利轉移身體的重心，雙腳的動作也會變流暢。

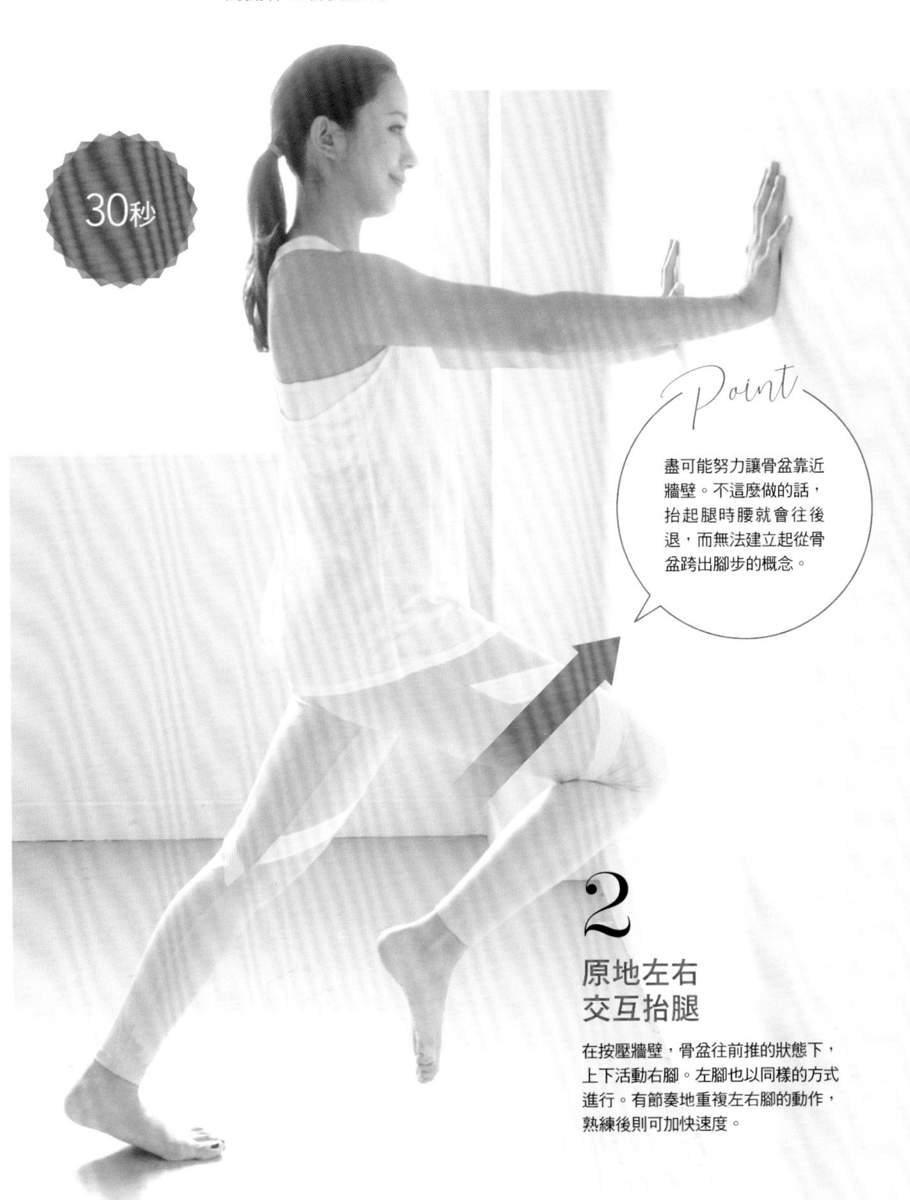
30秒
Point
盡可能努力讓骨盆靠近牆壁。不這麼做的話，抬起腿時腰就會往後退，而無法建立起從骨盆跨出腳步的概念。

2 原地左右交互抬腿

在按壓牆壁，骨盆往前推的狀態下，上下活動右腳。左腳也以同樣的方式進行。有節奏地重複左右腳的動作，熟練後則可加快速度。

矯正雙腳的移動方式

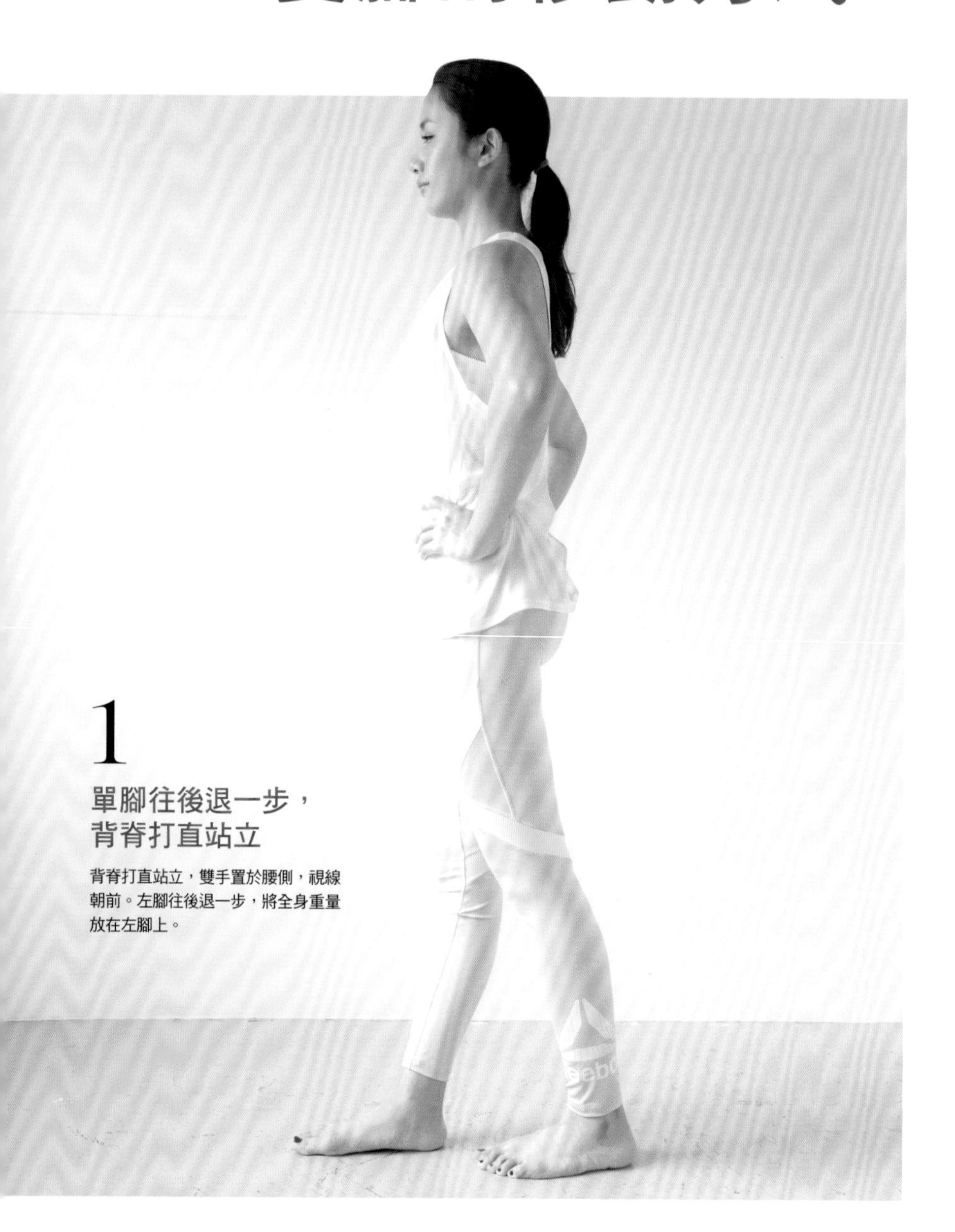

1

單腳往後退一步，背脊打直站立

背脊打直站立，雙手置於腰側，視線朝前。左腳往後退一步，將全身重量放在左腳上。

這是讓跨出步伐的該腳大拇趾留在原處的訓練法。大拇趾直到最後都停留在地面上，能防止趾尖往外彈並矯正腳踝的歪斜。此外，大腿後側直到臀部肌肉都與大拇趾連結，因此只要大拇趾能發揮力量，就能一併使用到這些肌肉。

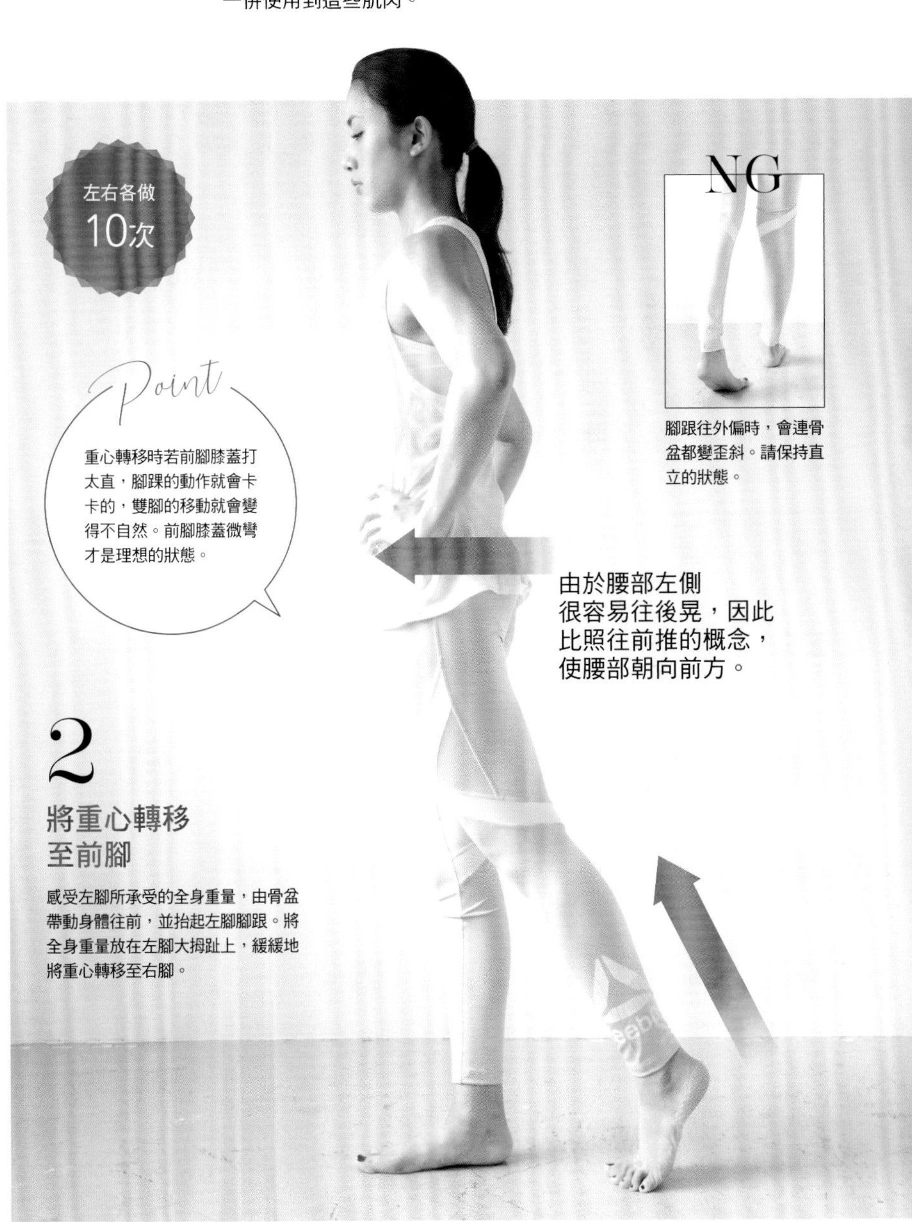

左右各做
10次
Point
重心轉移時若前腳膝蓋打太直，腳踝的動作就會卡卡的，雙腳的移動就會變得不自然。前腳膝蓋微彎才是理想的狀態。
NG
由於腰部左側
很容易往後晃，因此
比照往前推的概念，
使腰部朝向前方。

腳跟往外偏時，會連骨盆都變歪斜。請保持直立的狀態。

2

將重心轉移至前腳

感受左腳所承受的全身重量，由骨盆帶動身體往前，並抬起左腳腳跟。將全身重量放在左腳大拇趾上，緩緩地將重心轉移至右腳。

1st week

WALK CHECK!

透過第 1 週的訓練運動消除壞習慣、擴展髖關節的可動範圍後，大腿前側就會變柔軟。享瘦步行法是由骨盆主導帶動，因此當大腿前側的緊繃感消除後，髖關節便能確實活動，骨盆就能往前推進。請透過本單元的步行法來確認大腿前側的伸展狀態。

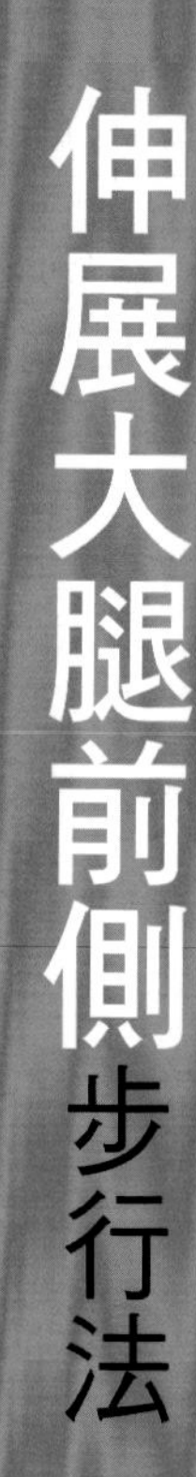

伸展大腿前側步行法

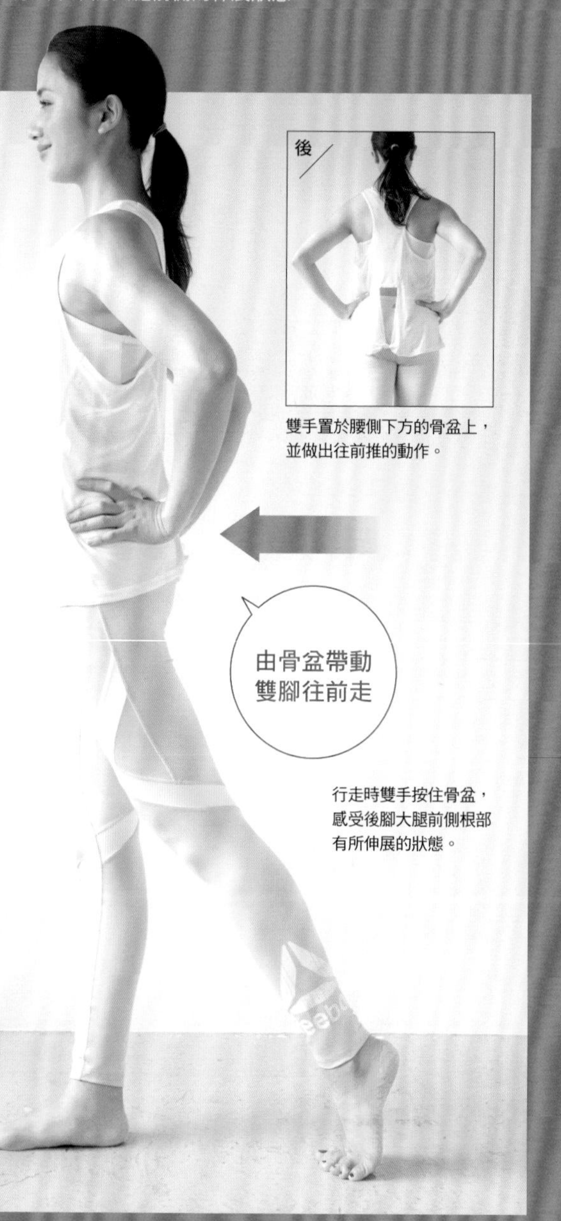

後
由骨盆帶動
雙腳往前走

雙手置於腰側下方的骨盆上，並做出往前推的動作。

行走時雙手按住骨盆，感受後腳大腿前側根部有所伸展的狀態。

重點CHECK!

- □ 確實伸展後腳大腿前側肌肉
- □ 彷彿將骨盆往前推般地行走
- □ 骨盆不扭動，隨時朝向正面
- □ 將全身重量完全放在跨出去的那隻腳上
- □ 能感受到髖關節的可動範圍往後擴展

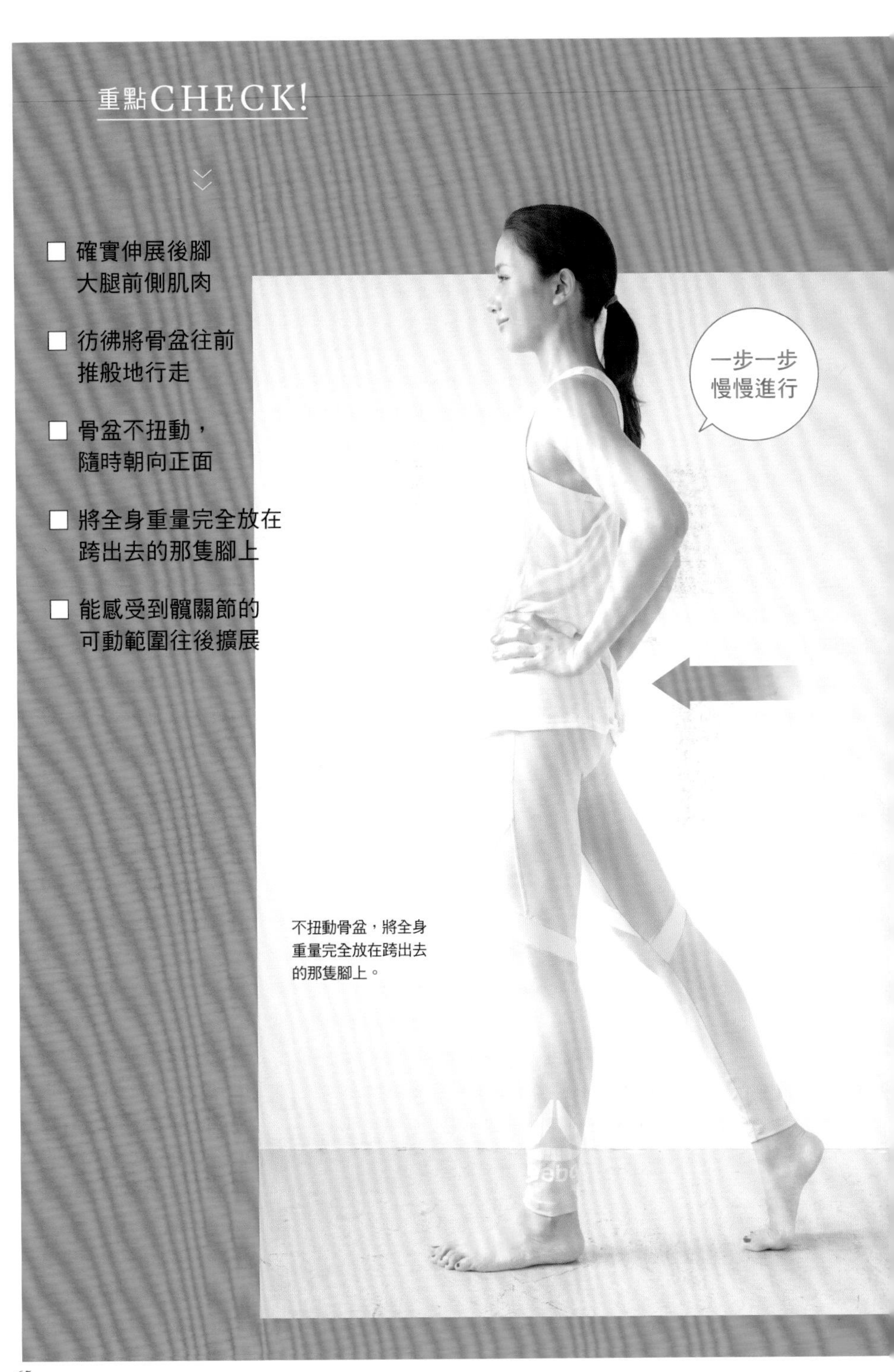

不扭動骨盆，將全身重量完全放在跨出去的那隻腳上。

2nd week menu

提高穩定性

若第1週的課程已慢慢對壞習慣奏效，接下來在持續改掉壞習慣的同時，再加入提高穩定性的訓練。第2週主要鍛鍊的部位是體幹，以及掌握推進力關鍵的腰部與臀部周圍。在鍛鍊身體軸心，也就是體幹的同時，提升腰部周圍的柔軟度，再搭配臀部的鍛鍊，便能夠減少過度使用大腿的情況，打造出走路時不會往左右晃動的身體。除此之外，小部位卻能發揮大功能的就是能緩和來自地面衝擊力的腳底外側縱弓，這也是本週的重點之一。從大部位至小部位徹底加以鍛鍊，以提高享瘦步行時的穩定性。

Basic 1

髖關節
伸展操

>> P.50

Basic 2

大腿前側
伸展操

>> P.52

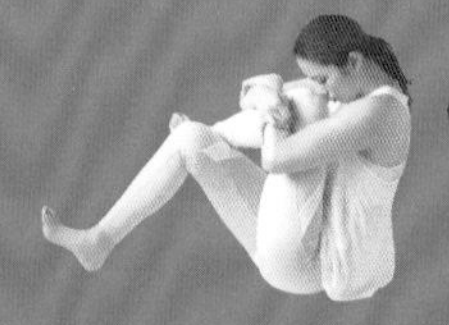

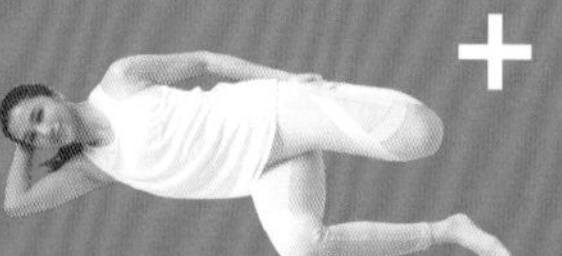

＋

Special training

- **穩定體幹**
- 提升**腰部周圍的柔軟度**
- 鍛鍊**腳底的外側縱弓**
- 鍛鍊**臀部深處的肌肉**

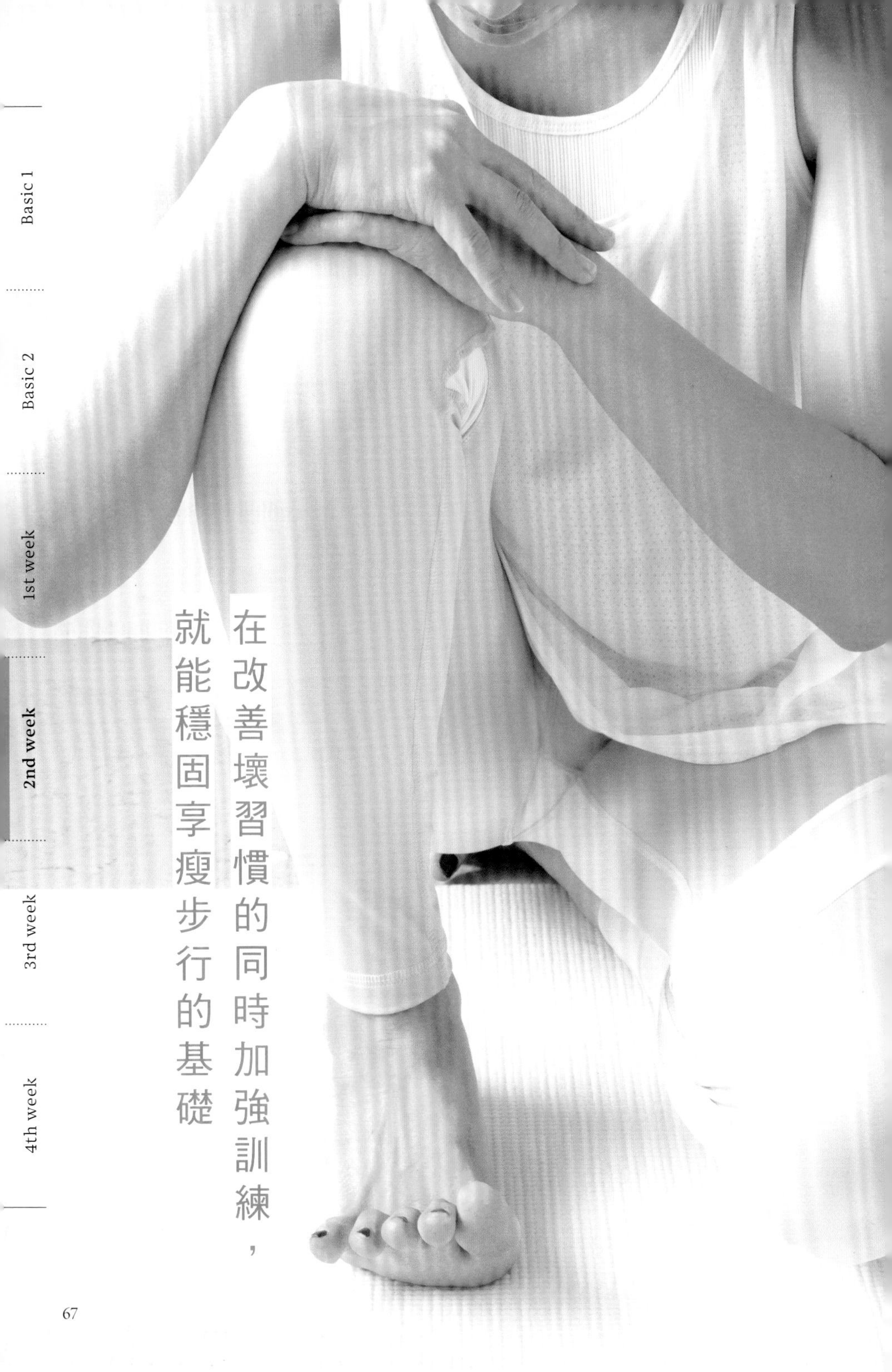

在改善壞習慣的同時加強訓練，
就能穩固享瘦步行的基礎

穩定體幹

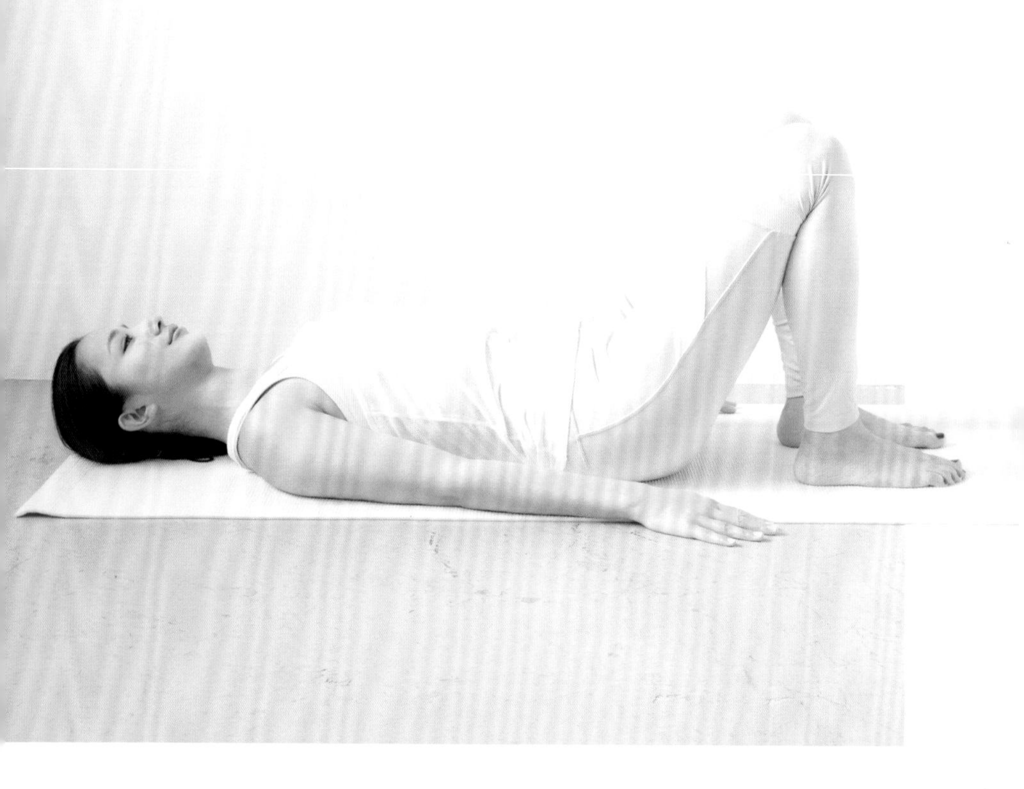

1

仰躺在地板上，彎起膝蓋

仰躺在地板上，彎起雙膝，腳跟置於膝蓋下方。雙腳之間約莫間隔一個拳頭的距離。手掌貼著地板，骨盆則由正面稍微往後傾。

這是鍛鍊體幹的運動。行走過程中呈單腳重心狀態時，用來支撐身體維持穩定的體幹肌力乃不可或缺的要素。此外，這項訓練也能有效而且均衡鍛鍊到位於身體後側的臀部與背部，以及位於前側的腹肌，走路時就能維持優美的姿勢而不會彎腰駝背。

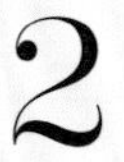

由骨盆處緩緩抬起臀部

彷彿捧起骨盆般地慢慢將臀部～腰部～背部與身體往上抬。進行時請留意勿拱腰，腹部出力，肋骨關閉。上半身與雙腿呈一直線後維持此動作5秒鐘，再慢慢從背部往下降並放下臀部。

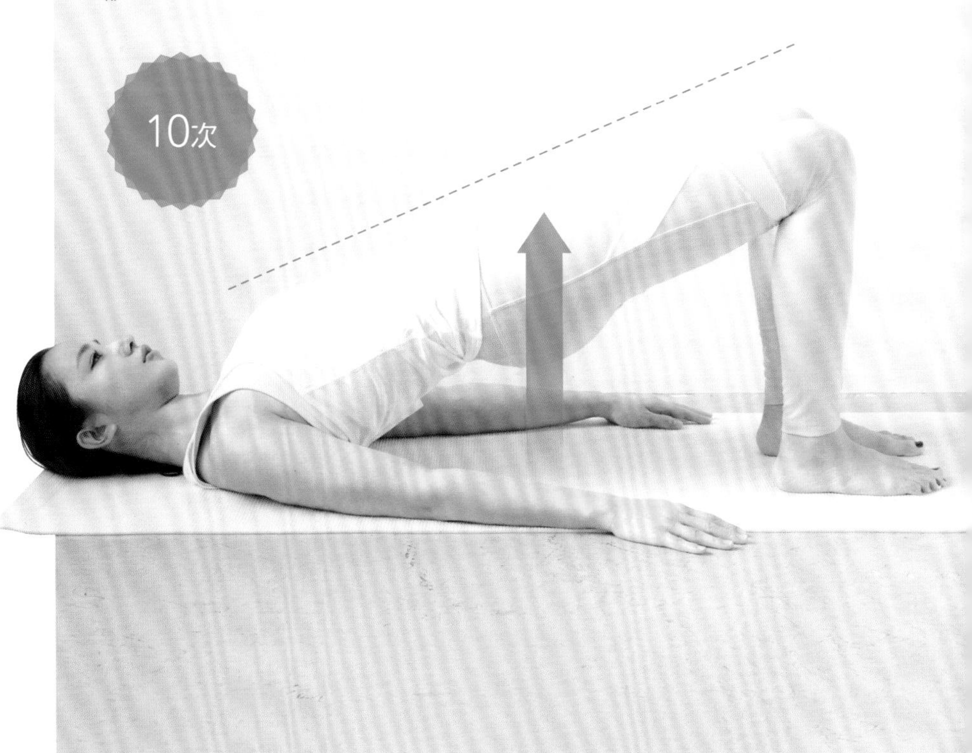

提升腰部周圍的柔軟度

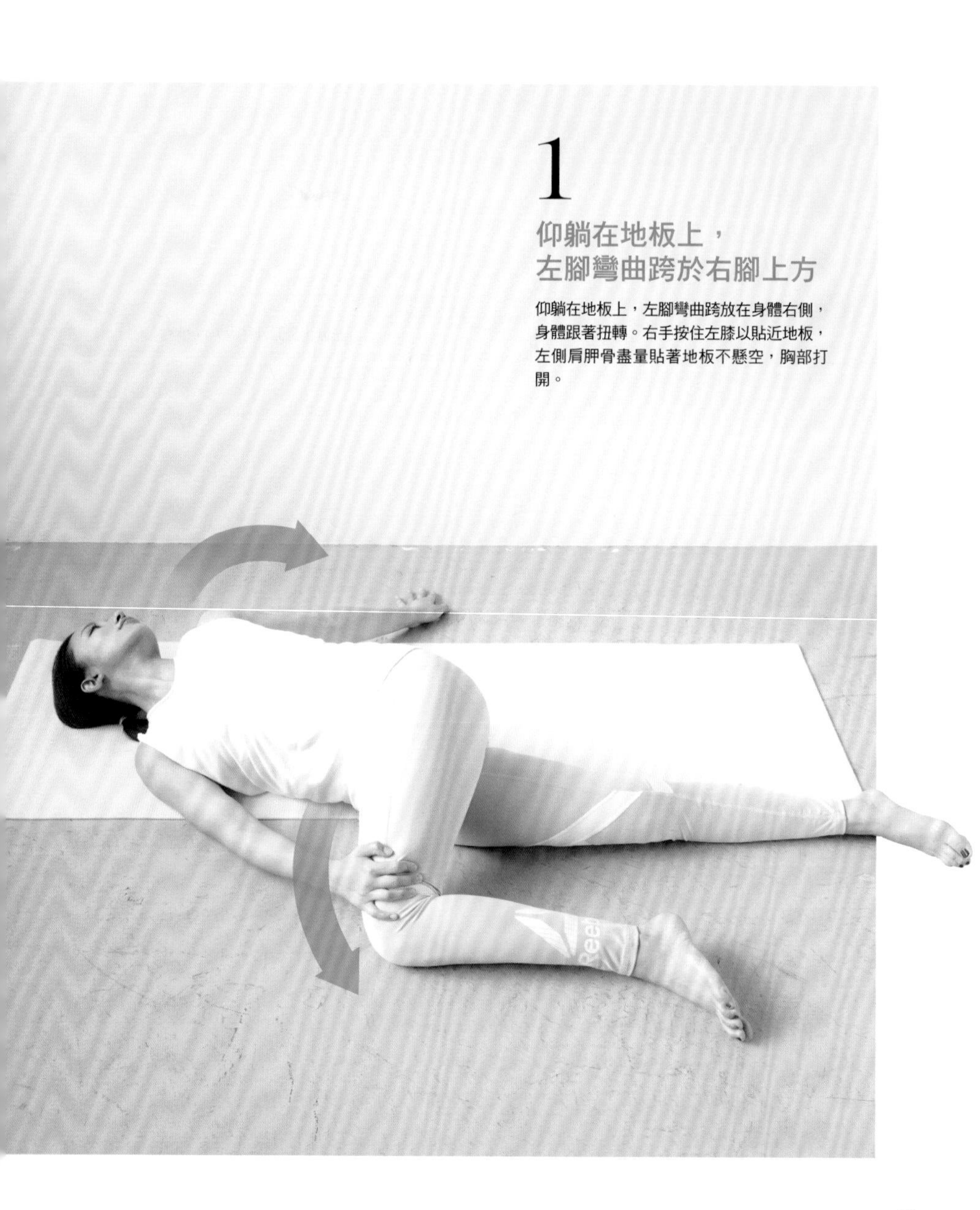

1

仰躺在地板上，左腳彎曲跨於右腳上方

仰躺在地板上，左腳彎曲跨放在身體右側，身體跟著扭轉。右手按住左膝以貼近地板，左側肩胛骨盡量貼著地板不懸空，胸部打開。

這是提升腰部周圍柔軟度的伸展操。走路時無法順利運用臀部肌肉的人，不僅大腿容易緊繃，腰部周圍也會變得僵硬。紓緩腰部周圍的肌肉後，髖關節的動作就會變流暢，走起路來就會更穩定。

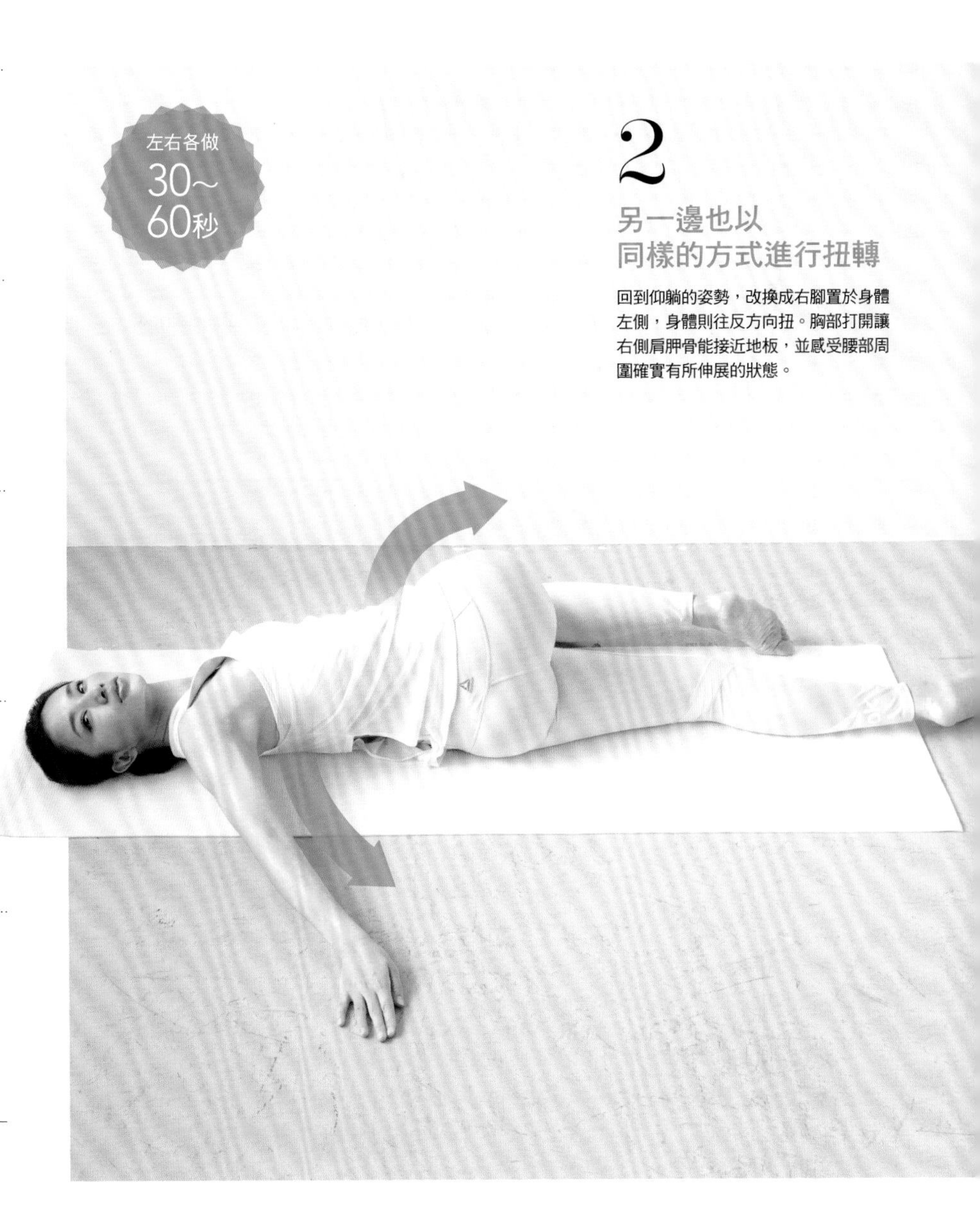

2 另一邊也以同樣的方式進行扭轉

回到仰躺的姿勢，改換成右腳置於身體左側，身體則往反方向扭。胸部打開讓右側肩胛骨能接近地板，並感受腰部周圍確實有所伸展的狀態。

鍛鍊腳底的外側縱弓

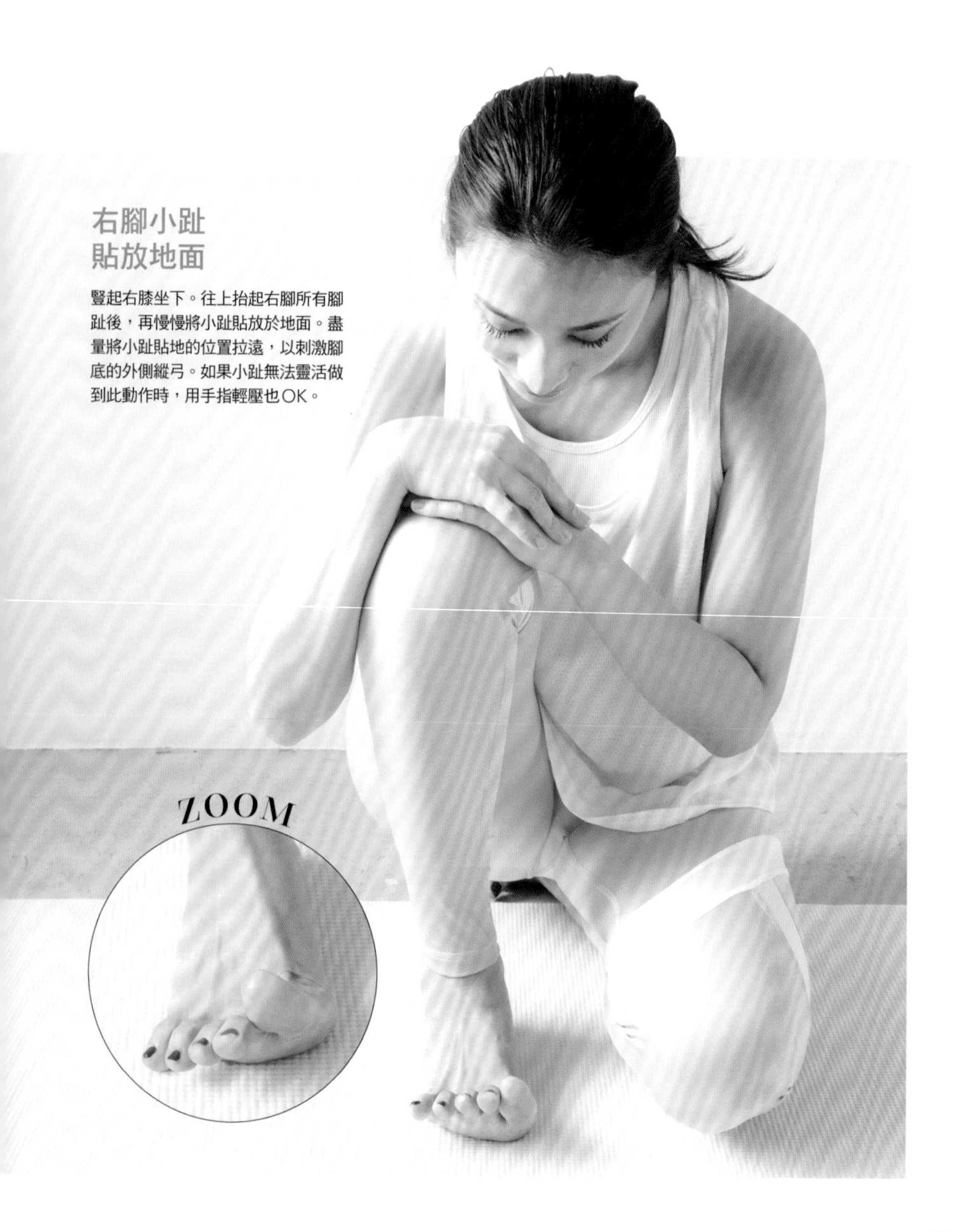

右腳小趾貼放地面

豎起右膝坐下。往上抬起右腳所有腳趾後，再慢慢將小趾貼放於地面。盡量將小趾貼地的位置拉遠，以刺激腳底的外側縱弓。如果小趾無法靈活做到此動作時，用手指輕壓也OK。

這是建立腳底外側縱弓的訓練。外側縱弓若塌陷，著地之際身體就會晃動，重心容易跑到腳的外側，而這就是造成大腿外側與前側突出的原因。活動雙腳腳趾強化足弓後，著地時身體就不會亂晃。

腳趾不太靈活的人可以用筆輔助

腳趾不太靈活的人墊高腳跟形成段差時，就能將注意力集中於外側縱弓，增加腳趾的活動力。可將直徑約1.8公分的粗筆管放在腳底，比照上一頁的方式活動腳趾。

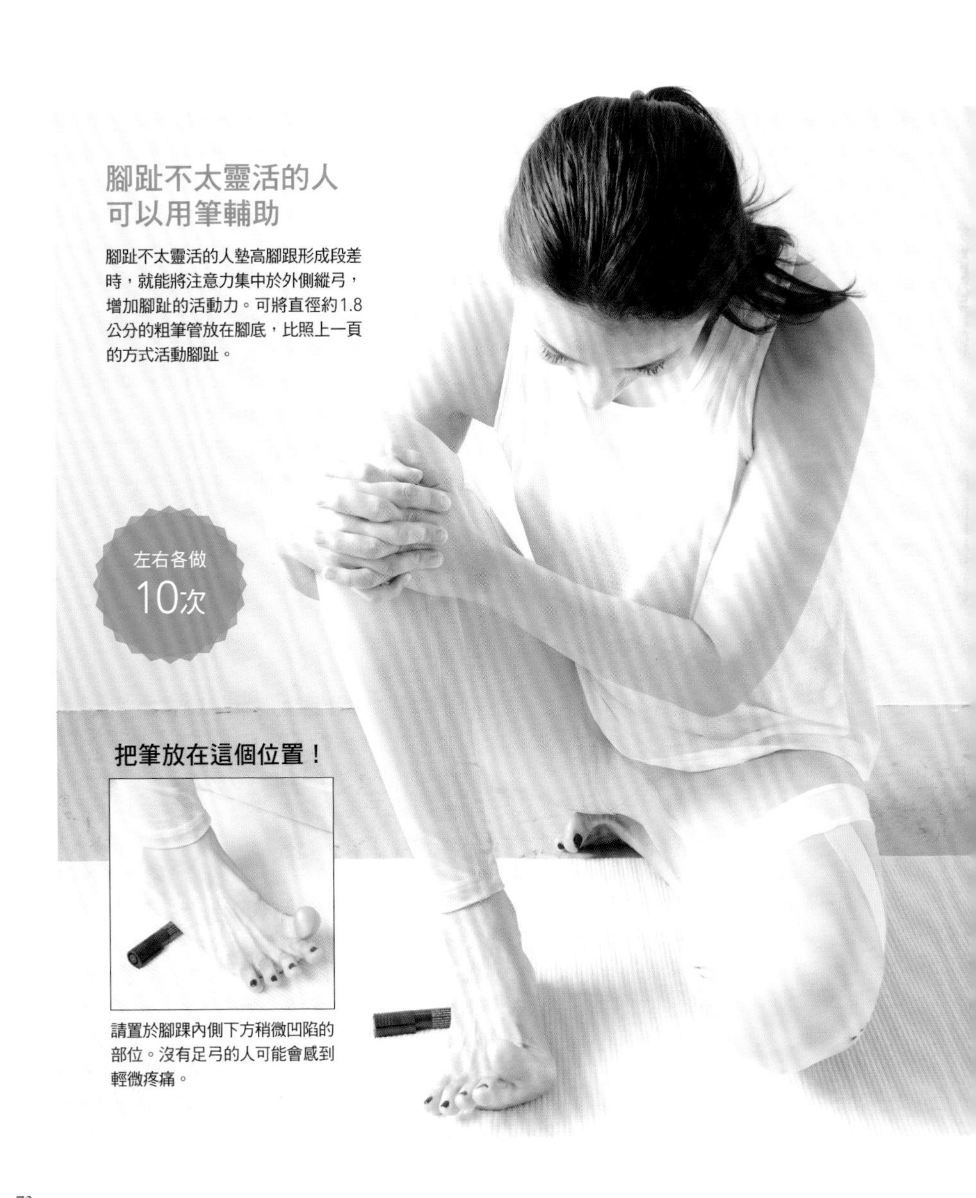

左右各做
10次

把筆放在這個位置！

請置於腳踝內側下方稍微凹陷的部位。沒有足弓的人可能會感到輕微疼痛。

鍛鍊臀部深處的肌肉

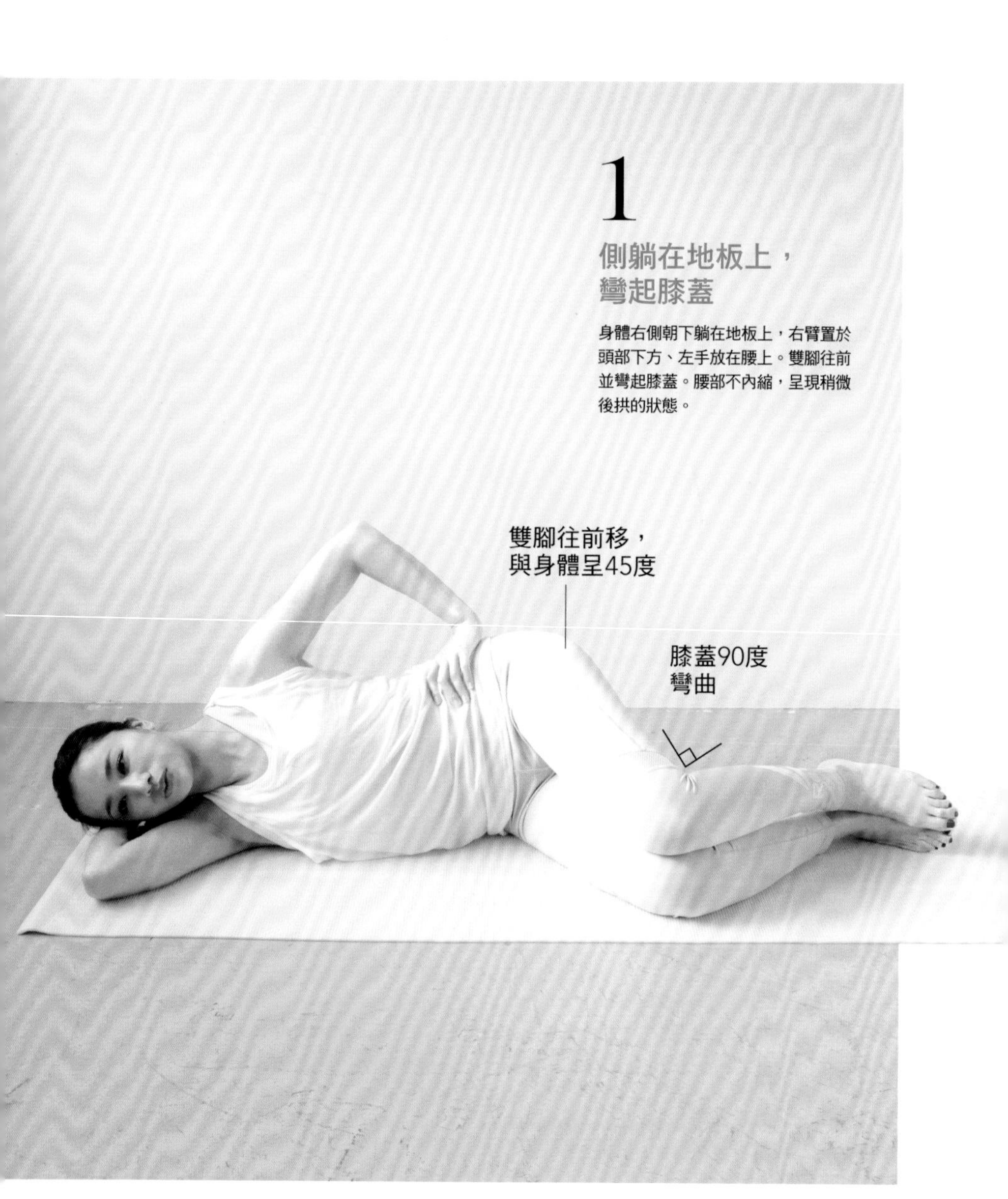

1

側躺在地板上，彎起膝蓋

身體右側朝下躺在地板上，右臂置於頭部下方、左手放在腰上。雙腳往前並彎起膝蓋。腰部不內縮，呈現稍微後拱的狀態。

這是鍛鍊「梨狀肌」這塊肌肉的運動。梨狀肌指的是位於臀部的大肌肉，也就是臀大肌深處的深層肌肉。鍛鍊此部位能穩定骨盆，行走時雙腳的動作會變流暢，不會過度使用大腿的力量，走起路來會輕鬆許多。

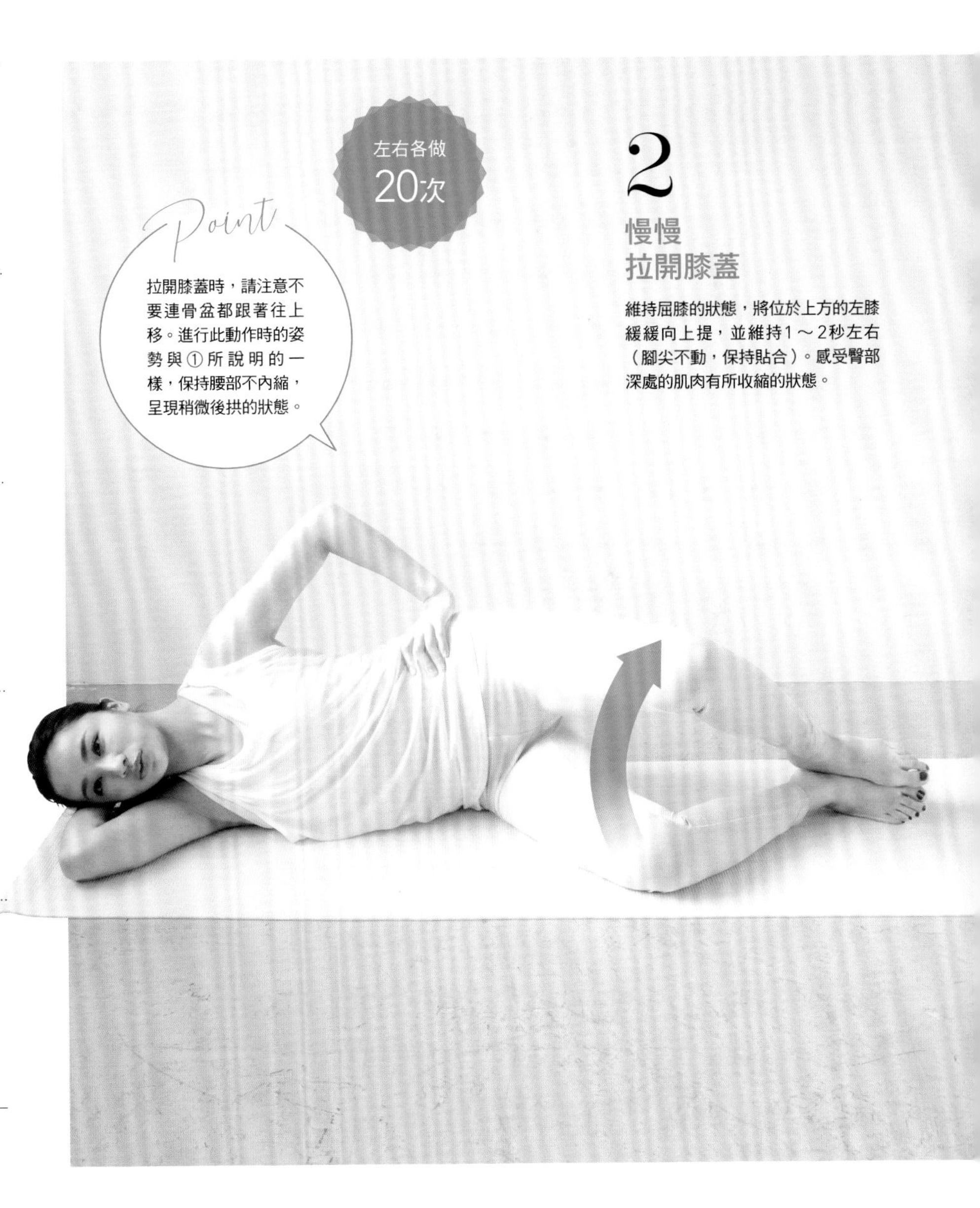
左右各做
20次
Point
拉開膝蓋時，請注意不要連骨盆都跟著往上移。進行此動作時的姿勢與①所說明的一樣，保持腰部不內縮，呈現稍微後拱的狀態。

2 慢慢拉開膝蓋

維持屈膝的狀態，將位於上方的左膝緩緩向上提，並維持1～2秒左右（腳尖不動，保持貼合）。感受臀部深處的肌肉有所收縮的狀態。

2nd week

WALK CHECK!

暫留大拇趾步行法

這是用來確認維持穩定的行走姿勢所需的雙腳動作與重心轉移方式的步行法。後腳往前跨出時，若大拇趾未出力，腳跟與腳尖就會搖搖晃晃。因此本方法藉由拖著大拇趾的前進方式，讓讀者意識到重心轉移的訣竅，學會筆直跨出腳步。

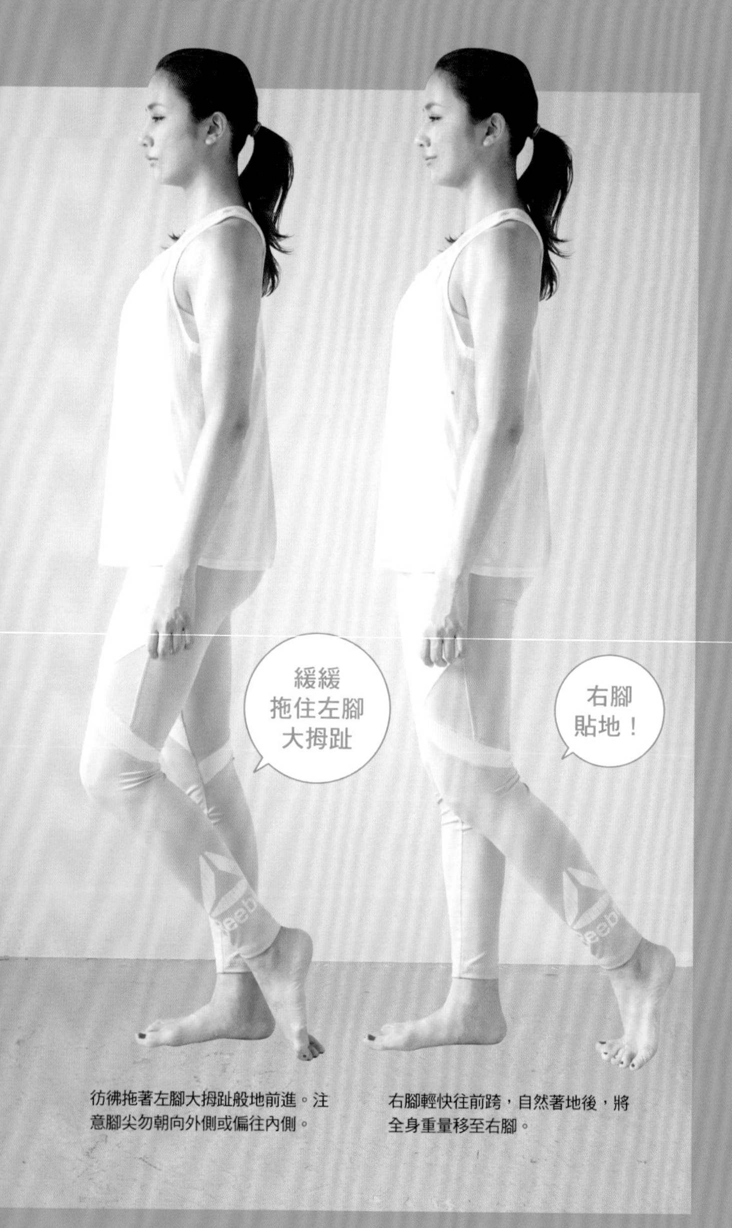

彷彿拖著左腳大拇趾般地前進。注意腳尖勿朝向外側或偏往內側。

右腳輕快往前跨，自然著地後，將全身重量移至右腳。

重點CHECK!

- 筆直往前拖住大拇趾
- 腳趾、腳踝、膝蓋骨全都朝向前方
- 右腳貼地呈單腳重心狀態時，全身也不會晃來晃去
- 有意識地使用著地腳的外側縱弓
- 身體沒有往前傾，背脊打直

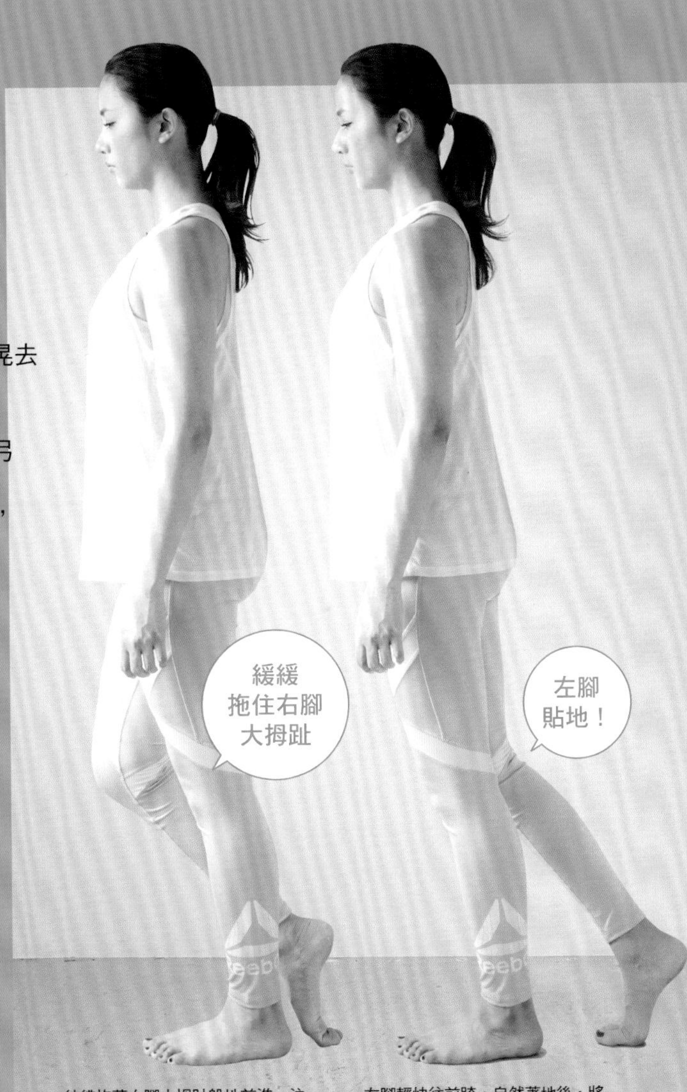

彷彿拖著右腳大拇趾般地前進。注意腳尖勿朝向外側或偏往內側。

左腳輕快往前跨，自然著地後，將全身重量移至左腳。

3rd week menu

讓身體記住正確的動作

透過第2週的訓練提升身體的穩定性後，再來必須讓享瘦步行法中所用到的肌肉記住「正確的動作」。第3週的課程與第2週同樣都是提高穩定性的訓練運動，不過第2週的重點在於防止身體左右搖晃，第3週則是加強穩固身體往前進的力量。除了培養平衡感維持軀幹平穩的體幹訓練外，還會加上促進腳踝與骨盆靈活度、單腳重心等訓練，我想應該能讓讀者更容易掌握到前進時的雙腳動作。隨著腳步動作愈練愈平穩後，每天的享瘦步行的精準度也會不斷提升。

Basic 1

髖關節
伸展操

>> P.50

Basic 2

大腿前側
伸展操

>> P.52

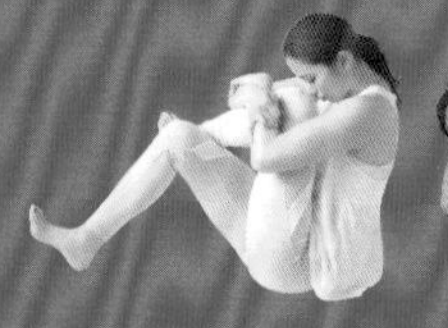

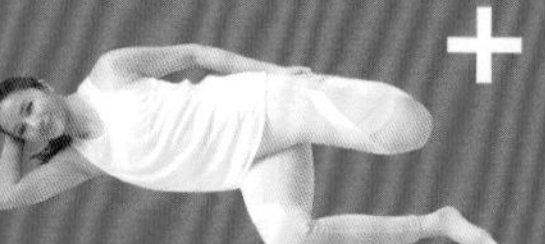

＋

Special training

- **讓腳踝的動作**變靈活
- 鍛鍊**臀部上方的肌肉**
- **單腳站立**強化**平衡感**
- **鍛鍊體幹穩固骨盆**

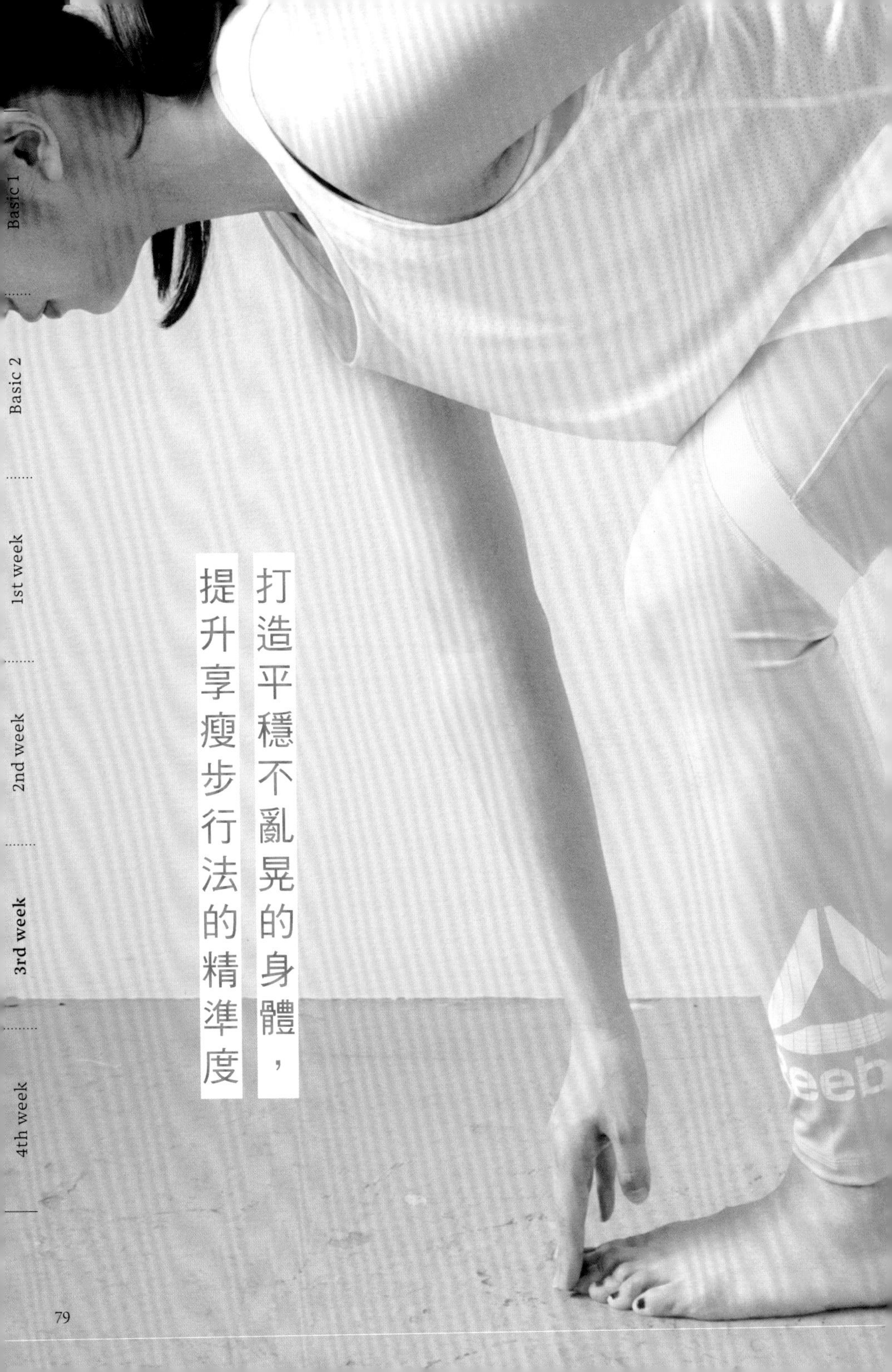

打造平穩不亂晃的身體，提升享瘦步行法的精準度

讓腳踝的動作變靈活

1 坐在地板上，腳踝與腳趾往後拱

坐在地板上，雙腳往前伸，膝蓋微彎。
立起腳跟，腳踝與腳趾往後拱。

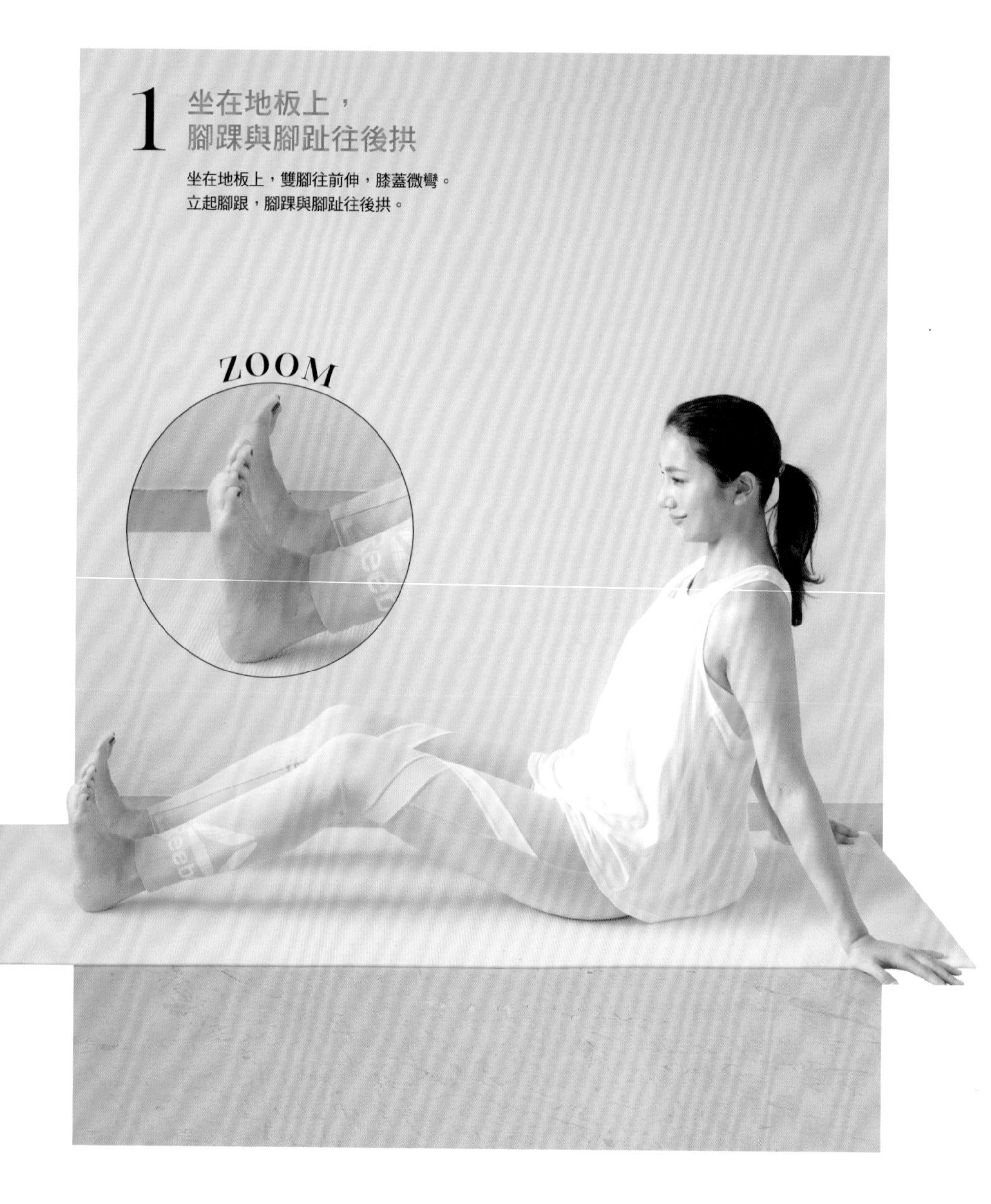

這是消除腳踝歪斜的伸展操。不只是腳踝，還能伸展位於腳趾根部的「MP關節」部分。透過這項訓練能讓腳踝到腳趾的動作變靈活，從腳著地至跨出腳步為止的重心轉移也會變順暢。

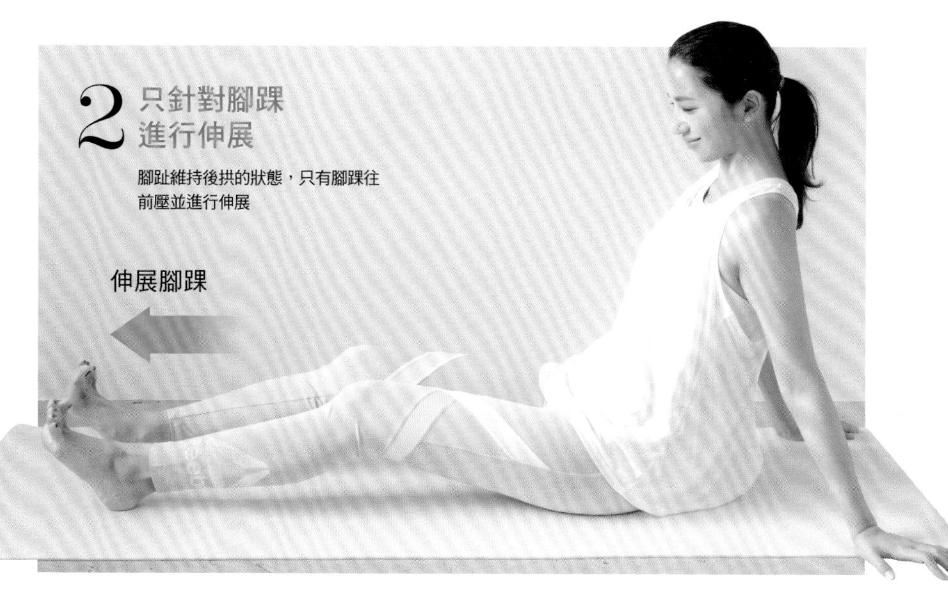

2 只針對腳踝進行伸展

腳趾維持後拱的狀態，只有腳踝往前壓並進行伸展

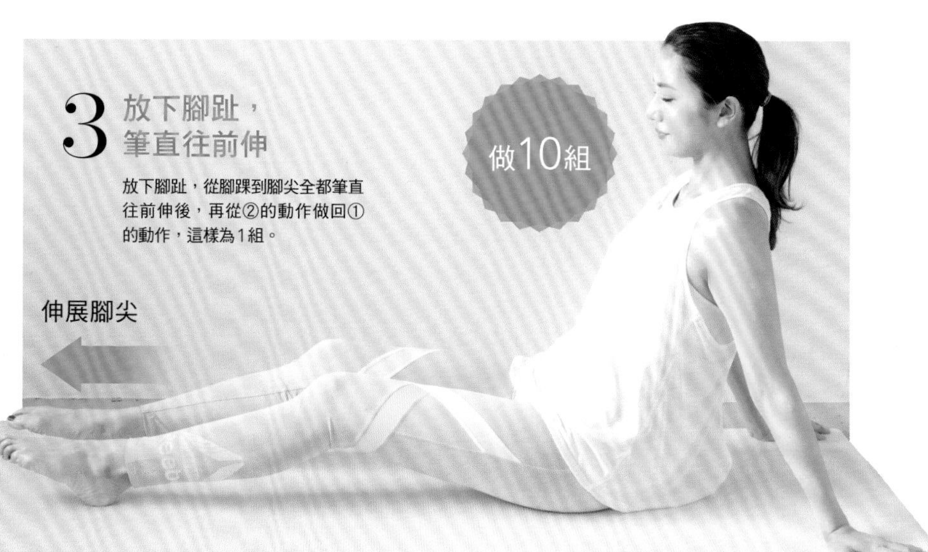

3 放下腳趾，筆直往前伸

放下腳趾，從腳踝到腳尖全都筆直往前伸後，再從②的動作做回①的動作，這樣為1組。

Basic 1
Basic 2
1st week
2nd week
3rd week
4th week

鍛鍊臀部上方的肌肉

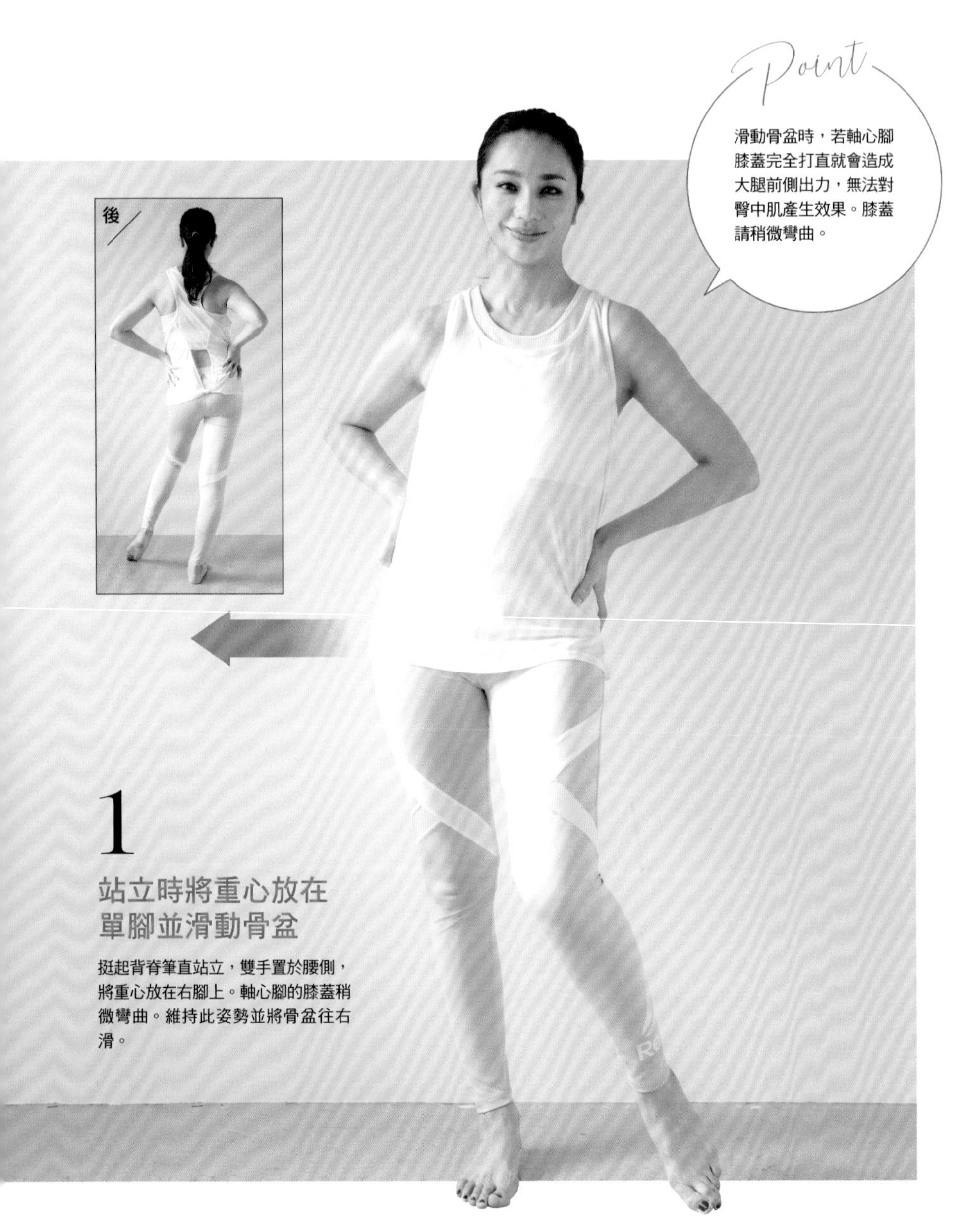
後
Point
滑動骨盆時，若軸心腳膝蓋完全打直就會造成大腿前側出力，無法對臀中肌產生效果。膝蓋請稍微彎曲。

1

站立時將重心放在單腳並滑動骨盆

挺起背脊筆直站立，雙手置於腰側，將重心放在右腳上。軸心腳的膝蓋稍微彎曲。維持此姿勢並將骨盆往右滑。

請透過此方法刺激位於臀部上方的「臀中肌」。這塊肌肉在腳著地時會與外側縱弓連動。外側縱弓無力、大腿外側緊繃的人，請確實活動此部位，以喚醒這塊肌肉。

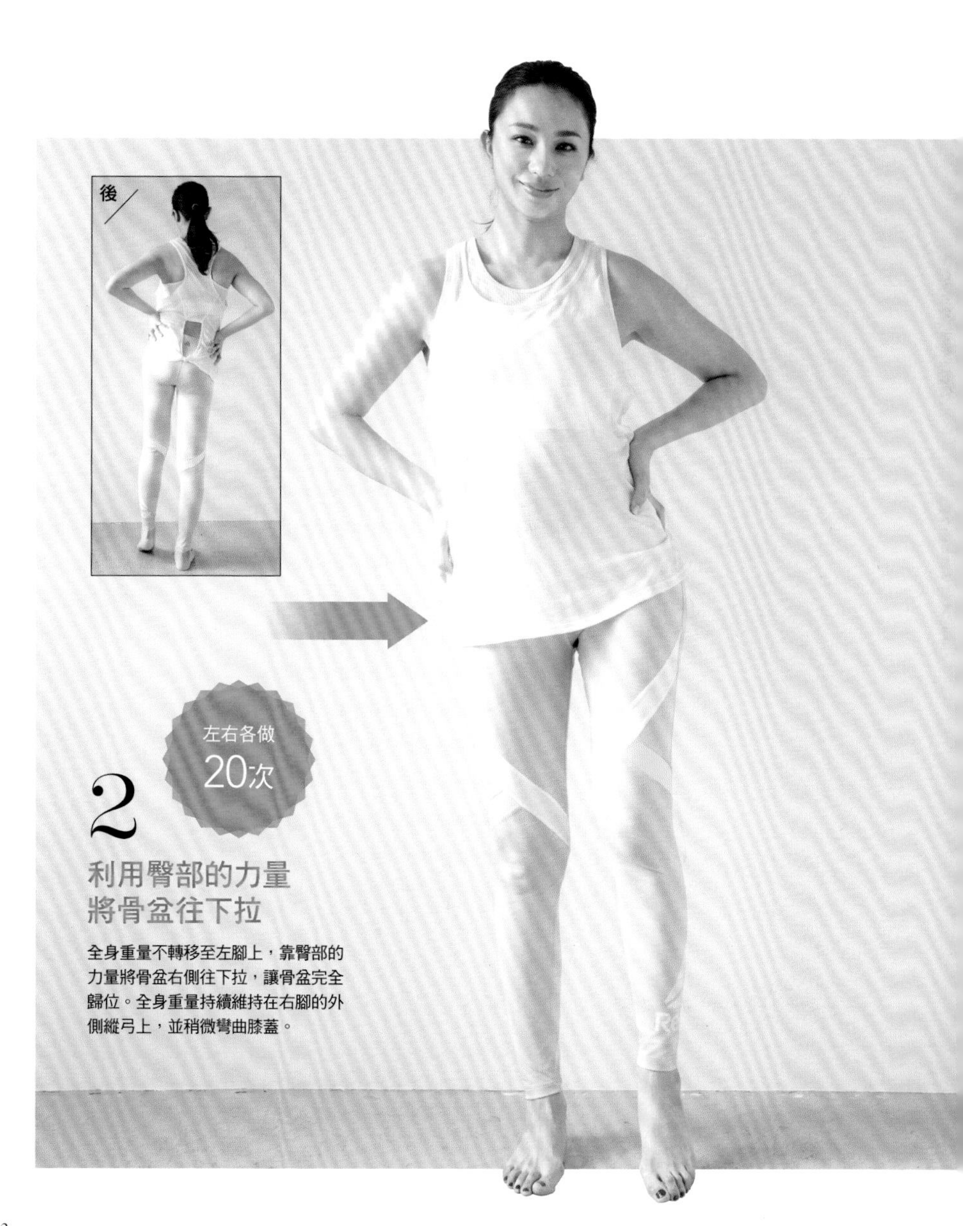

2 利用臀部的力量將骨盆往下拉

全身重量不轉移至左腳上，靠臀部的力量將骨盆右側往下拉，讓骨盆完全歸位。全身重量持續維持在右腳的外側縱弓上，並稍微彎曲膝蓋。

單腳站立
強化平衡感

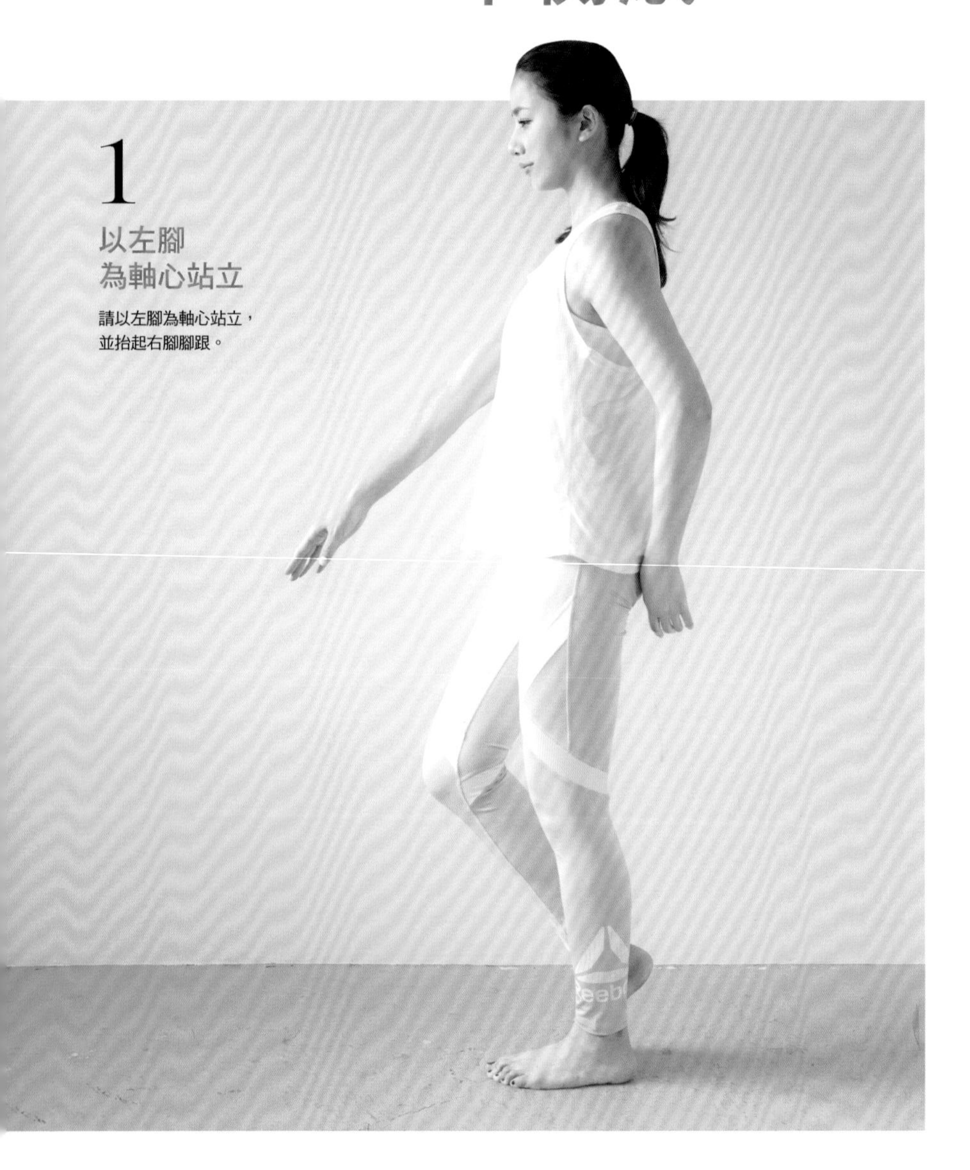

1
以左腳
為軸心站立

請以左腳為軸心站立，
並抬起右腳腳跟。

以單腳站立的不穩定姿勢來鍛鍊平衡感。這是讓前兩週所鍛鍊的體幹肌肉與大腿後側、臀部肌肉產生連動並發揮作用的訓練法。進行此訓練便能打造出平穩有力的身體。

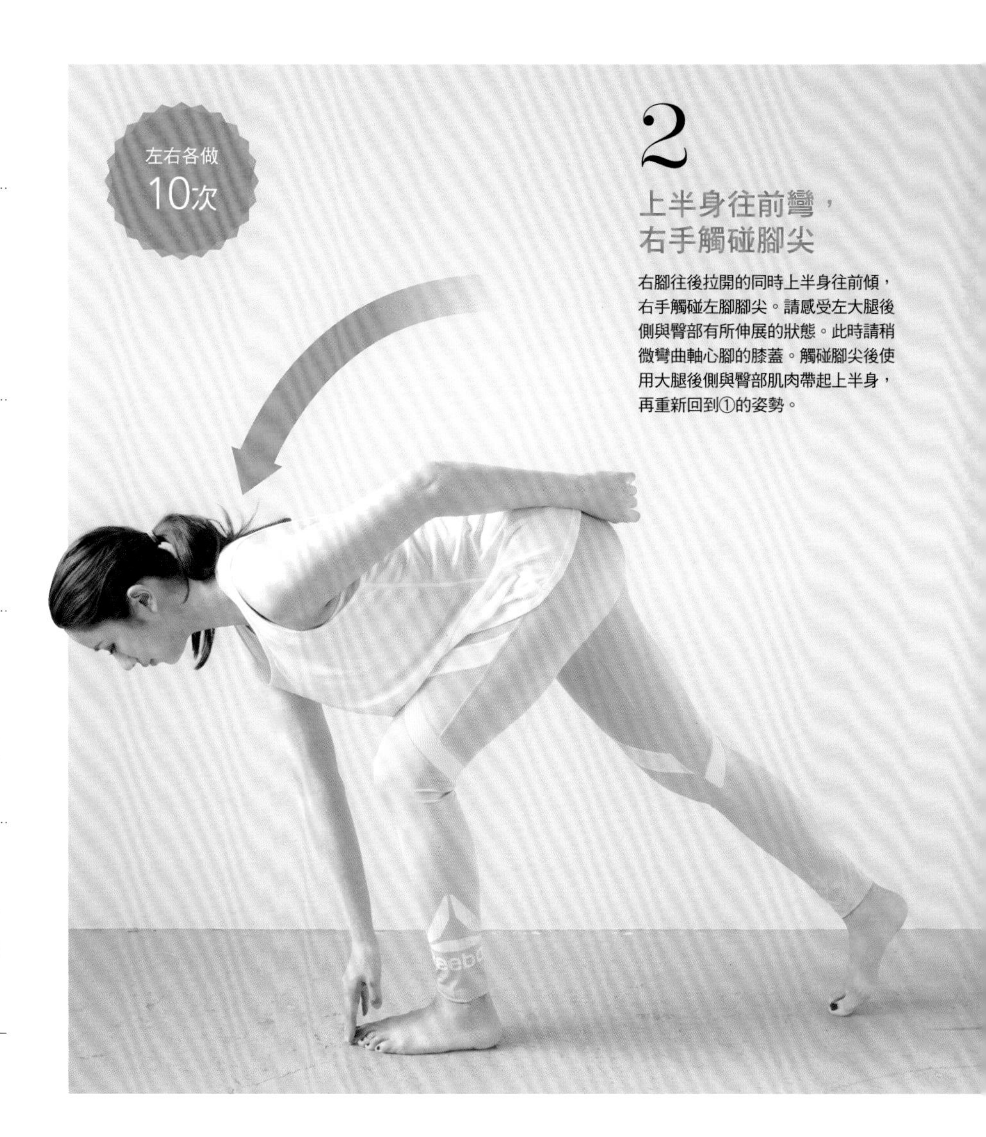

左右各做
10次

2
上半身往前彎，右手觸碰腳尖

右腳往後拉開的同時上半身往前傾，右手觸碰左腳腳尖。請感受左大腿後側與臀部有所伸展的狀態。此時請稍微彎曲軸心腳的膝蓋。觸碰腳尖後使用大腿後側與臀部肌肉帶起上半身，再重新回到①的姿勢。

鍛鍊體幹
穩固骨盆

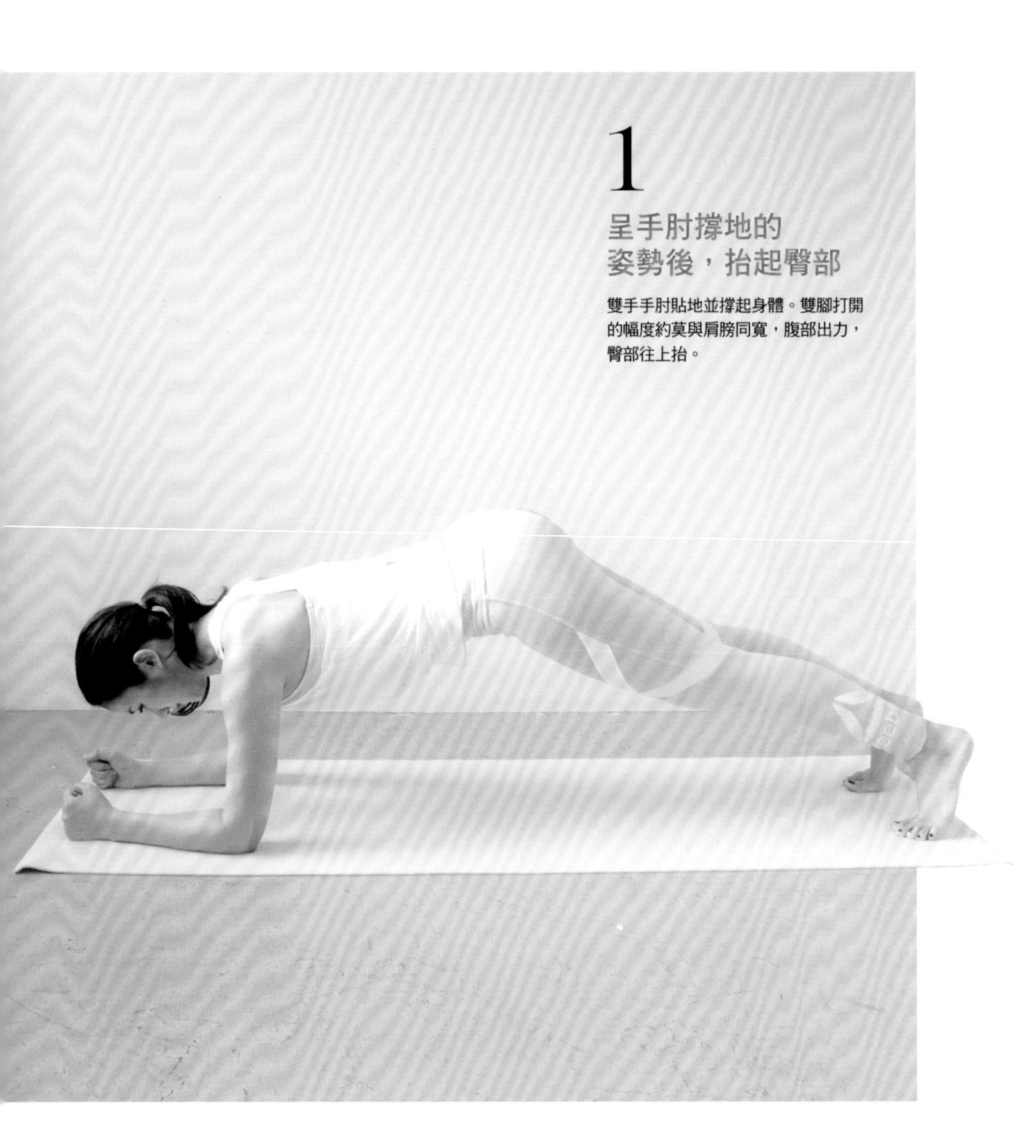

1

呈手肘撐地的姿勢後，抬起臀部

雙手手肘貼地並撐起身體。雙腳打開的幅度約莫與肩膀同寬，腹部出力，臀部往上抬。

這是透過手肘撐地的姿勢讓骨盆接近地面的訓練。不只能鍛鍊到體幹，還能意識到骨盆的正確位置，因此對於改善駝背與搖擺背也有效果。此外，大腿前側獲得伸展後步伐也會變大，雙腳的動作就會更靈活。

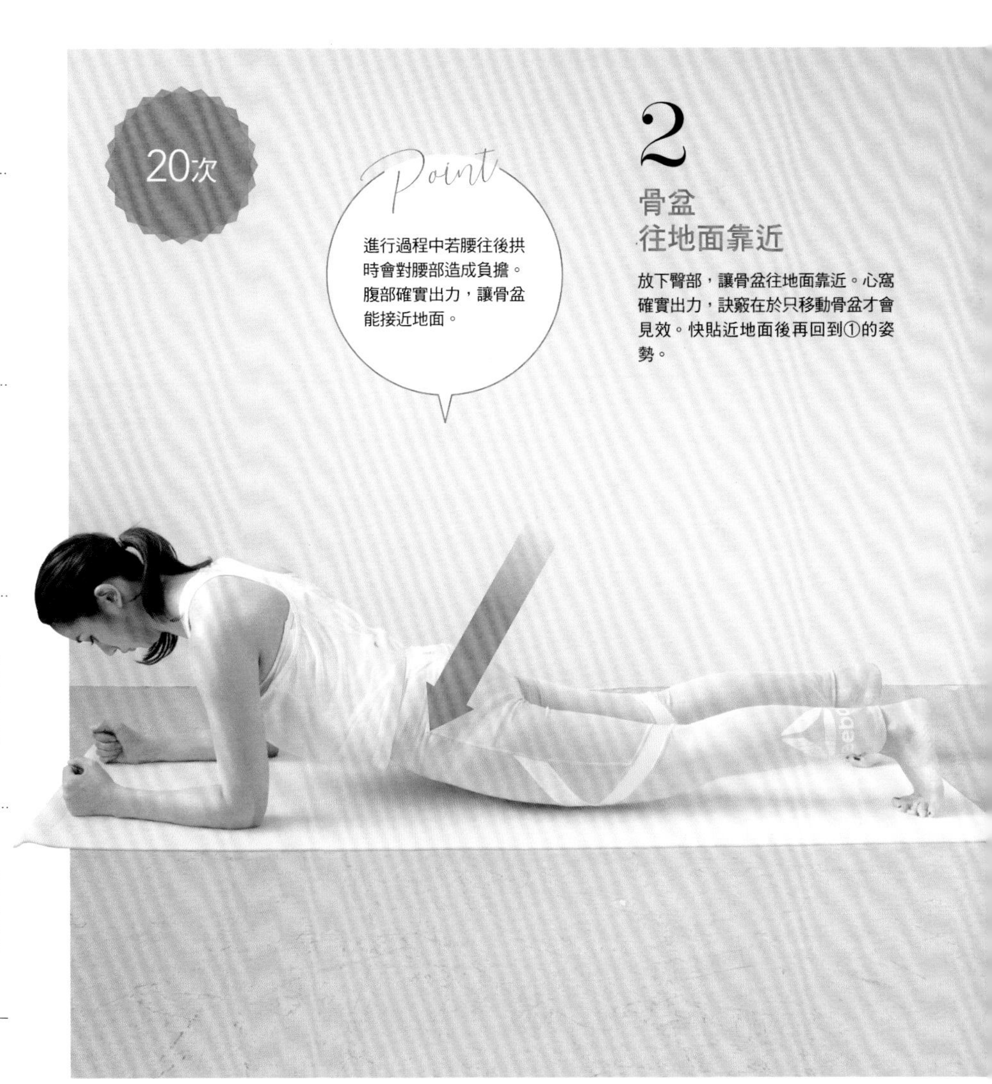

20次
Point
進行過程中若腰往後拱時會對腰部造成負擔。腹部確實出力，讓骨盆能接近地面。

2 骨盆往地面靠近

放下臀部，讓骨盆往地面靠近。心窩確實出力，訣竅在於只移動骨盆才會見效。快貼近地面後再回到①的姿勢。

3rd week

WALK CHECK!

請在往前輕跳的同時輪流以單腳走動看看。這些動作容易讓身體往前後左右搖晃，不過透過這幾週的訓練讓體幹變穩定時，進行起來就不會有問題。此外，著地時不是從腳跟或腳尖，而是整個腳掌貼地時，更能提升腳底重心轉移的概念。

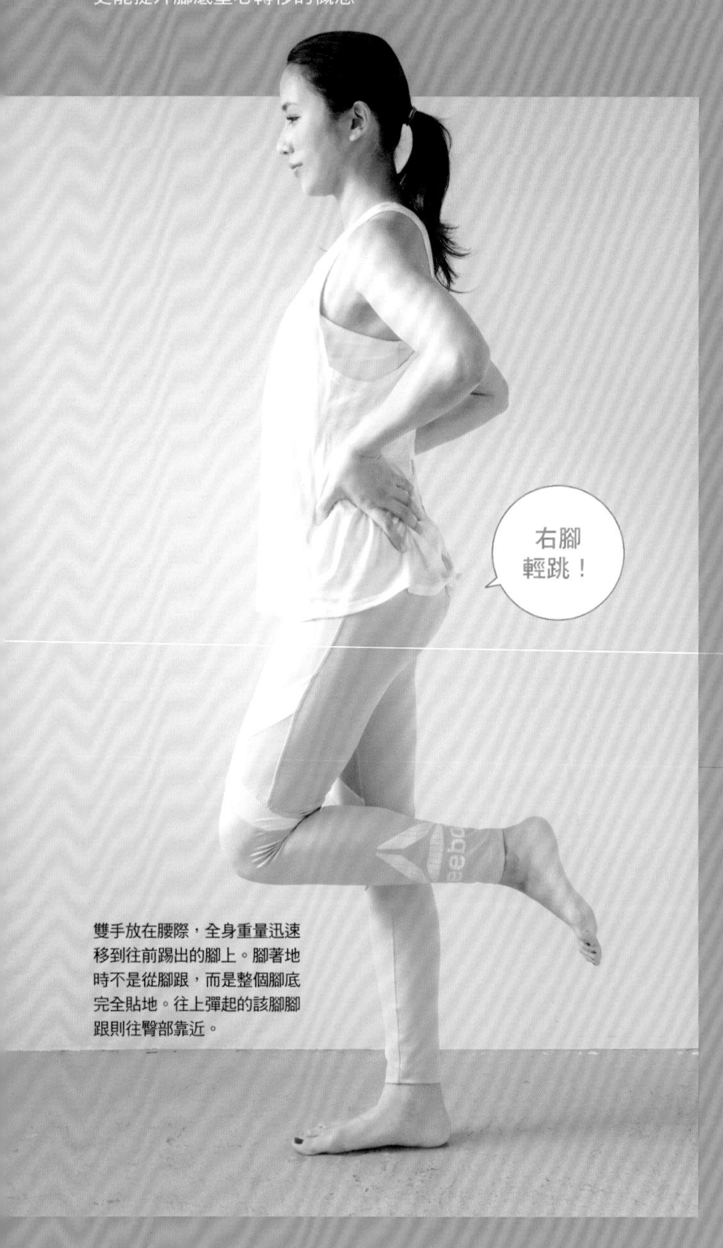

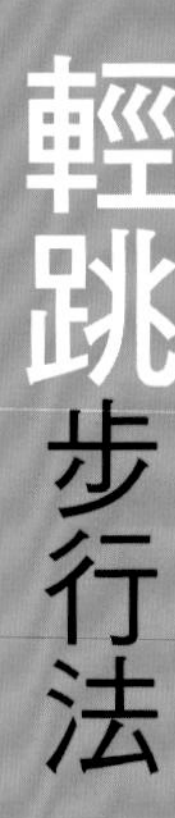

雙手放在腰際，全身重量迅速移到往前踢出的腳上。腳著地時不是從腳跟，而是整個腳底完全貼地。往上彈起的該腳腳跟則往臀部靠近。

重點CHECK!

- □ 雙手放在腰際，
  只靠身體軸心取得平衡
- □ 以往前跳動的方式行走，
  身體不會往前或往後倒
- □ 呈單腳重心狀態時
  能保持身體平衡
- □ 輕跳後整個腳底貼地！
  以減輕腳跟的負擔
- □ 腳掌貼地的位置為
  身體正下方，並以此
  概念進行重心轉移

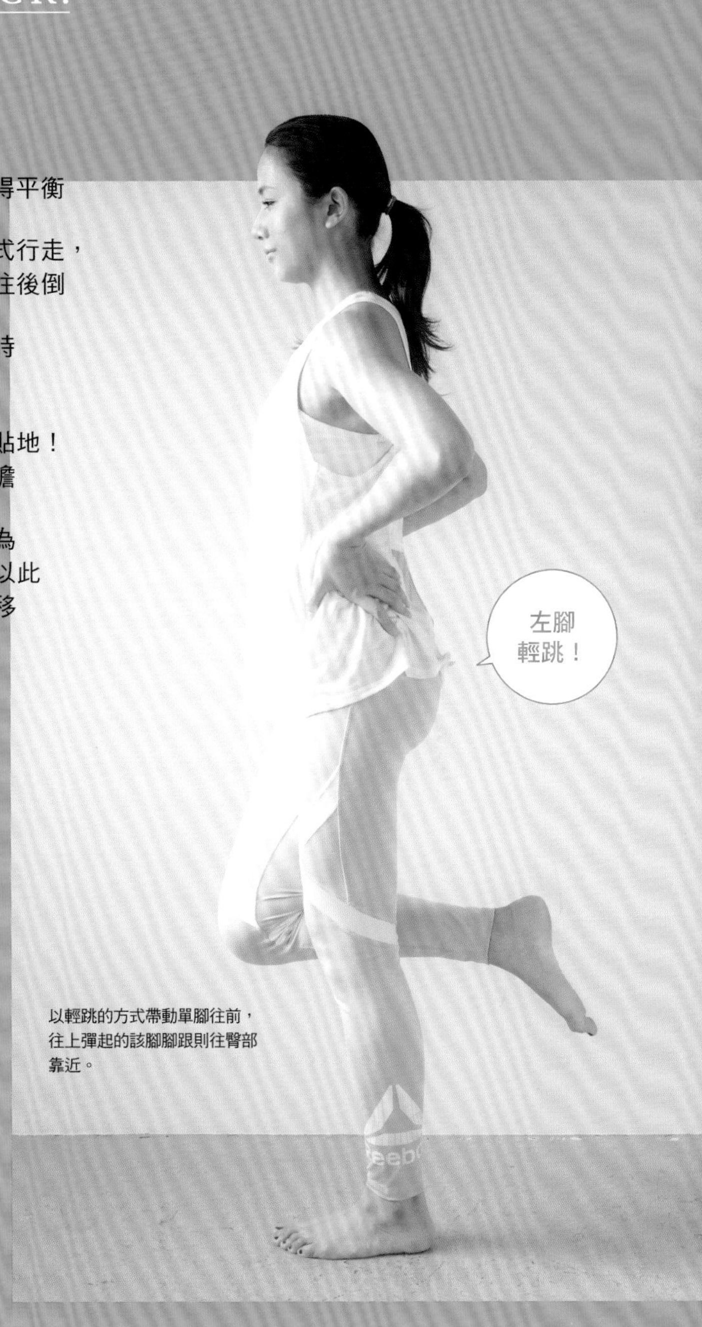

以輕跳的方式帶動單腳往前，往上彈起的該腳腳跟則往臀部靠近。

4th week menu

身體學會維持正確的姿勢

進入第4週後，應該能更加實際感受到身體愈發穩定、進行享瘦步行法時的雙腳動作變得流暢的現象。在身體已能記住正確姿勢的現階段，再搭配鍛鍊肌肉的運動，以穩固享瘦步行法的動作，讓身體不會再度陷入過去走路時的壞習慣。為了鍛鍊造成身體晃動的原因部位，會針對體幹、大腿、臀部等大肌肉以及腳底的小肌肉，逐一進行中高強度的訓練，這樣就能打造出穩固不動搖的基礎！「每天的步行」=「塑身時間」，瘦身效果一次到位。

Basic 1

髖關節
伸展操

>> P.50

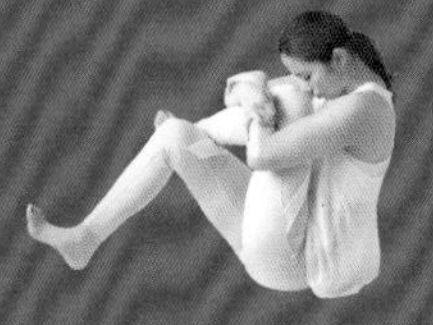

Basic 2

大腿前側
伸展操

>> P.52

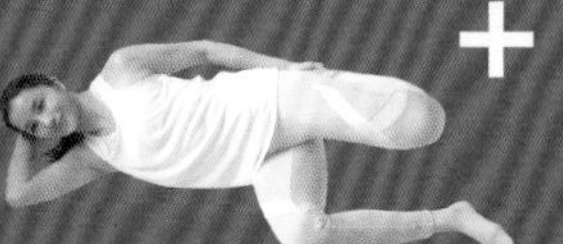

＋

Special training

刺激身體側面，
促進身體平穩不搖晃

踮腳尖站立保持身體穩定

強化腳底外側縱弓

穩定腳步的後弓步運動

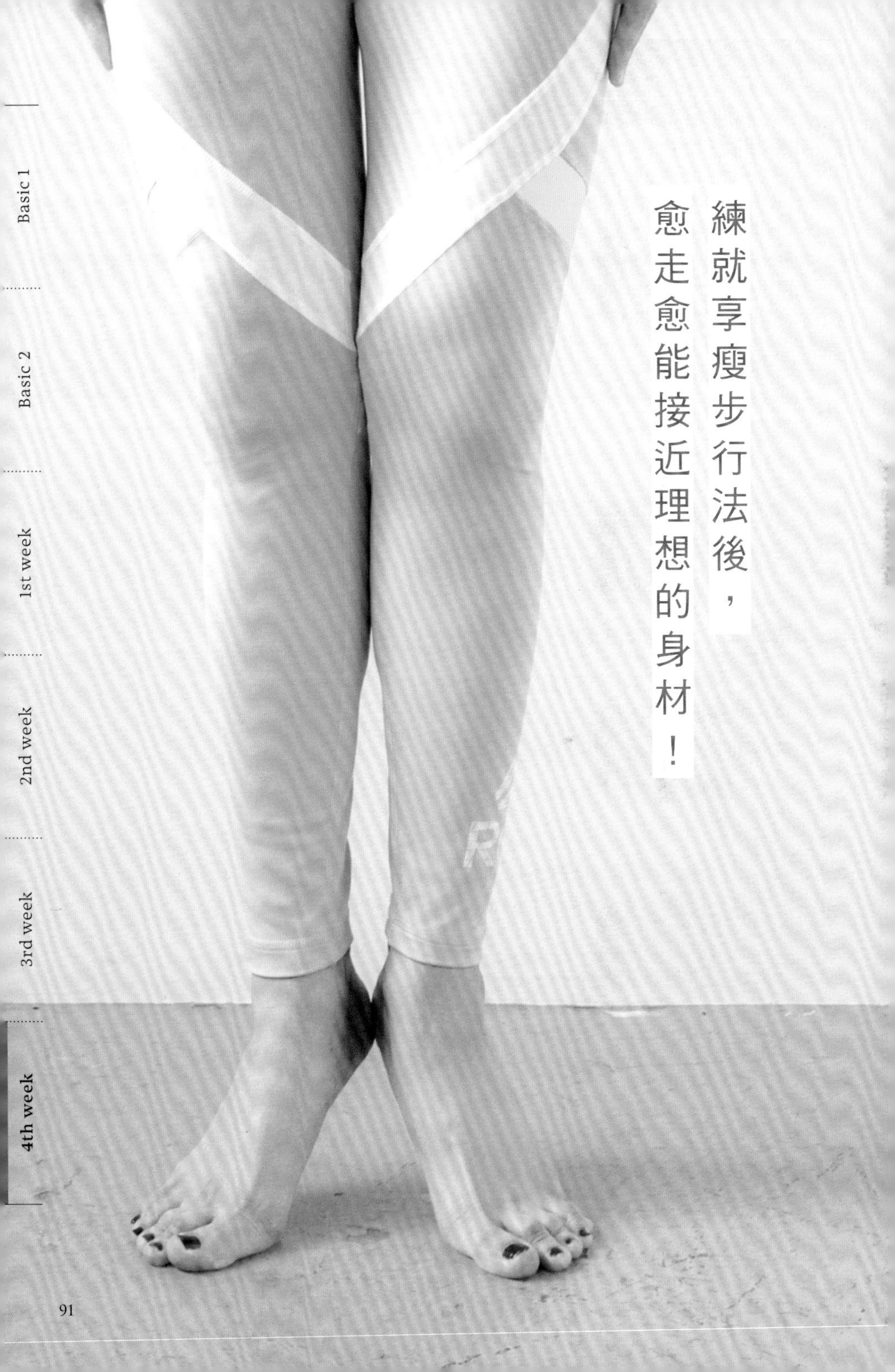

練就享瘦步行法後，愈走愈能接近理想的身材！

刺激身體側面，促進身體平穩不搖晃

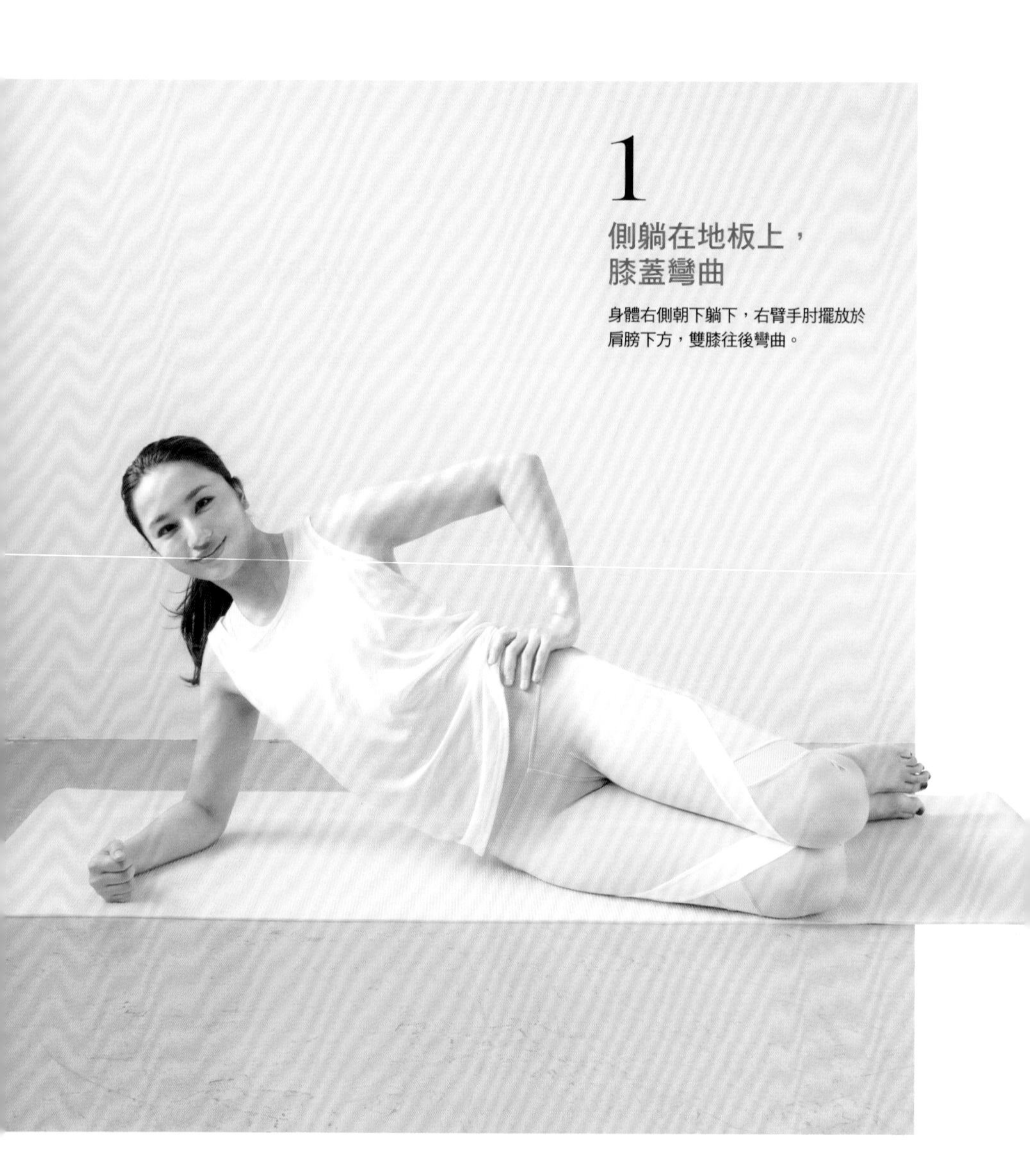

1 側躺在地板上，膝蓋彎曲

身體右側朝下躺下，右臂手肘擺放於肩膀下方，雙膝往後彎曲。

在穩定體幹的訓練當中，這是能高效抑制身體往左右晃動的動作。由於能強化臀部上方與身體側面的肌肉，著地時骨盆便不易往左右搖動而能形成穩定的走路姿勢。由於身體無須再做出多餘的動作，因此長時間行走也不至於疲累不堪，能消耗更多的熱量。

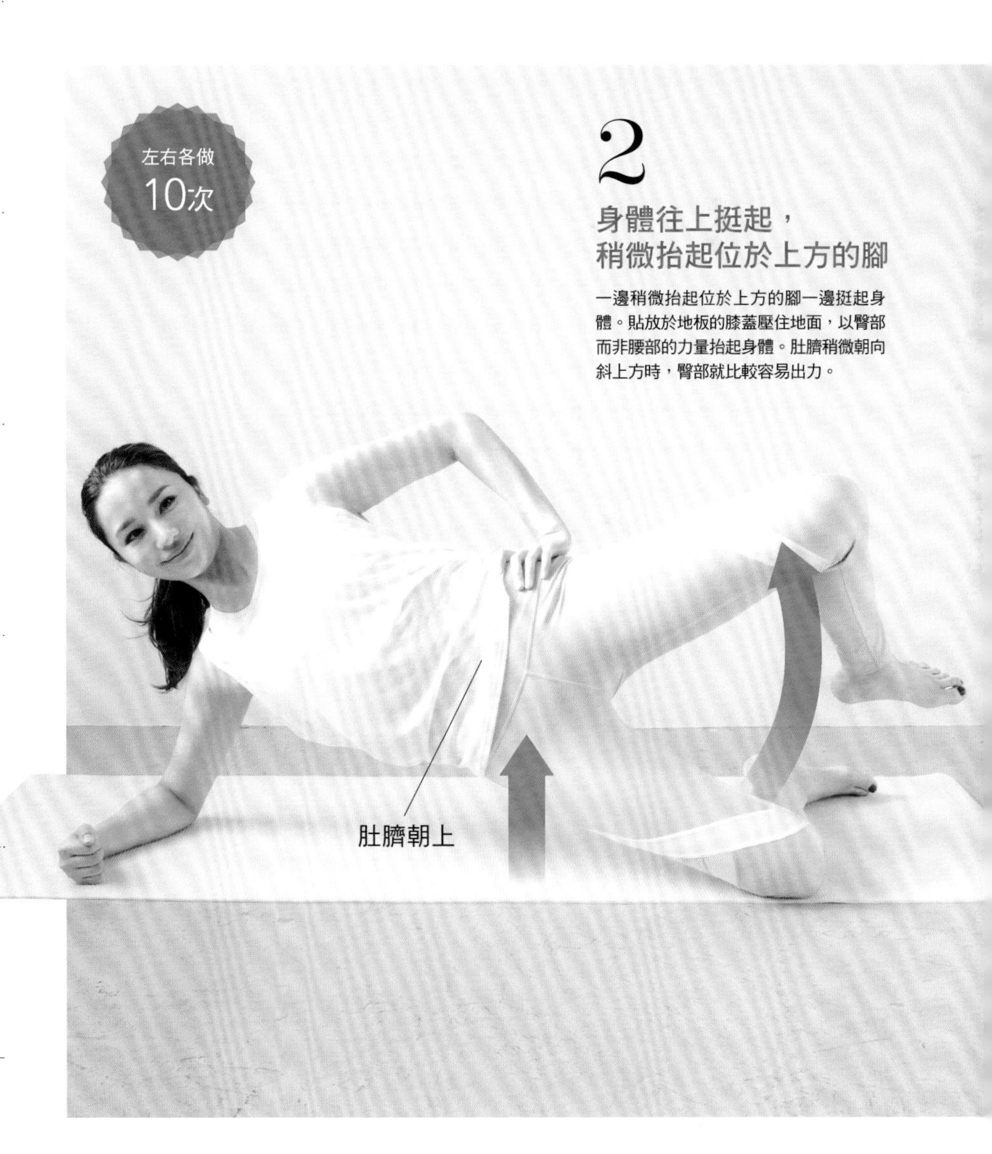

2
身體往上挺起，稍微抬起位於上方的腳

一邊稍微抬起位於上方的腳一邊挺起身體。貼放於地板的膝蓋壓住地面，以臀部而非腰部的力量抬起身體。肚臍稍微朝向斜上方時，臀部就比較容易出力。

踮腳尖站立
保持身體穩定

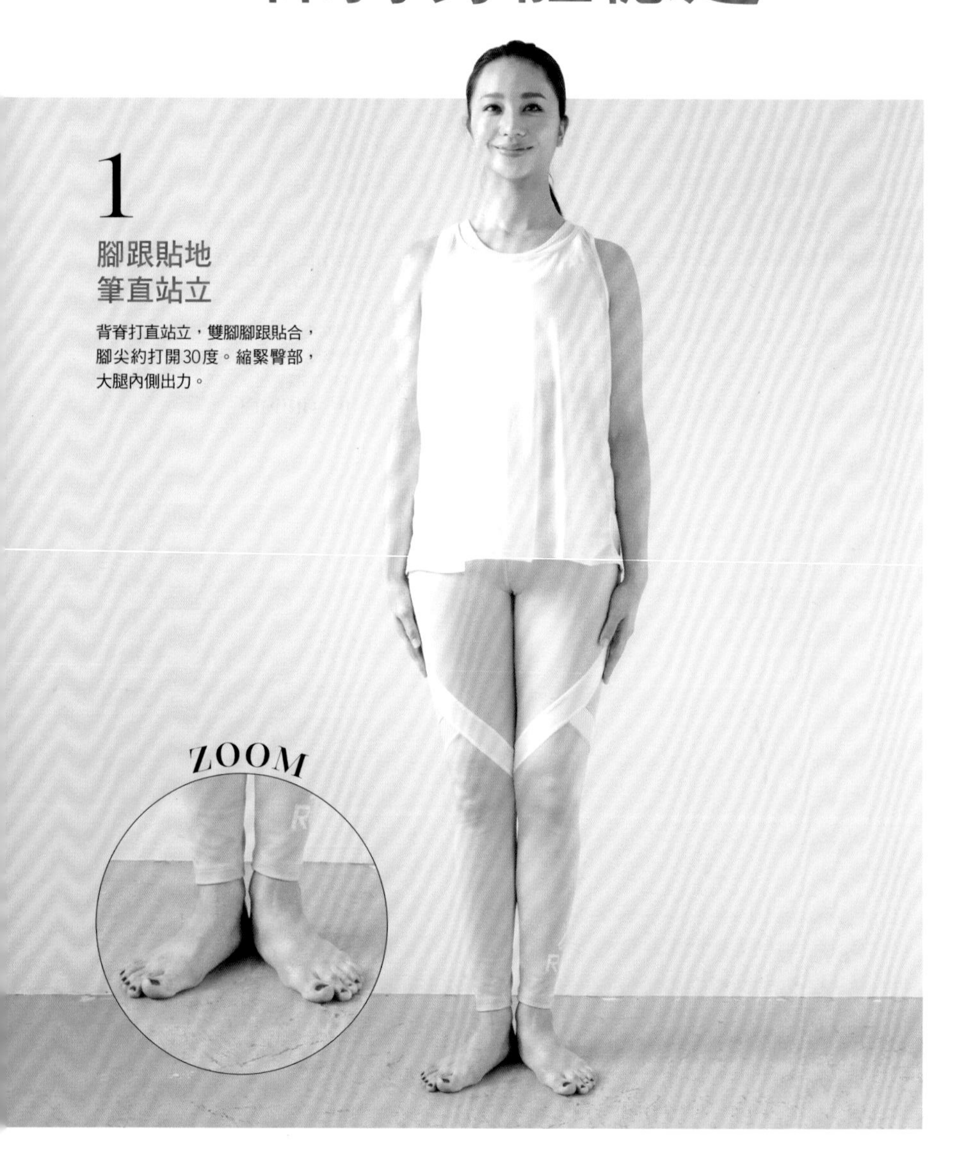

1

腳跟貼地
筆直站立

背脊打直站立，雙腳腳跟貼合，腳尖約打開30度。縮緊臀部，大腿內側出力。

在踮腳尖的狀態下上下移動腳跟，刻意營造出不穩定的姿勢，讓腳趾～腳踝～髖關節～體幹能產生連動發揮作用的訓練法。從腳趾的小肌肉到體幹的大肌肉皆能被均衡使用到。還附帶腳踝變纖細的效果。

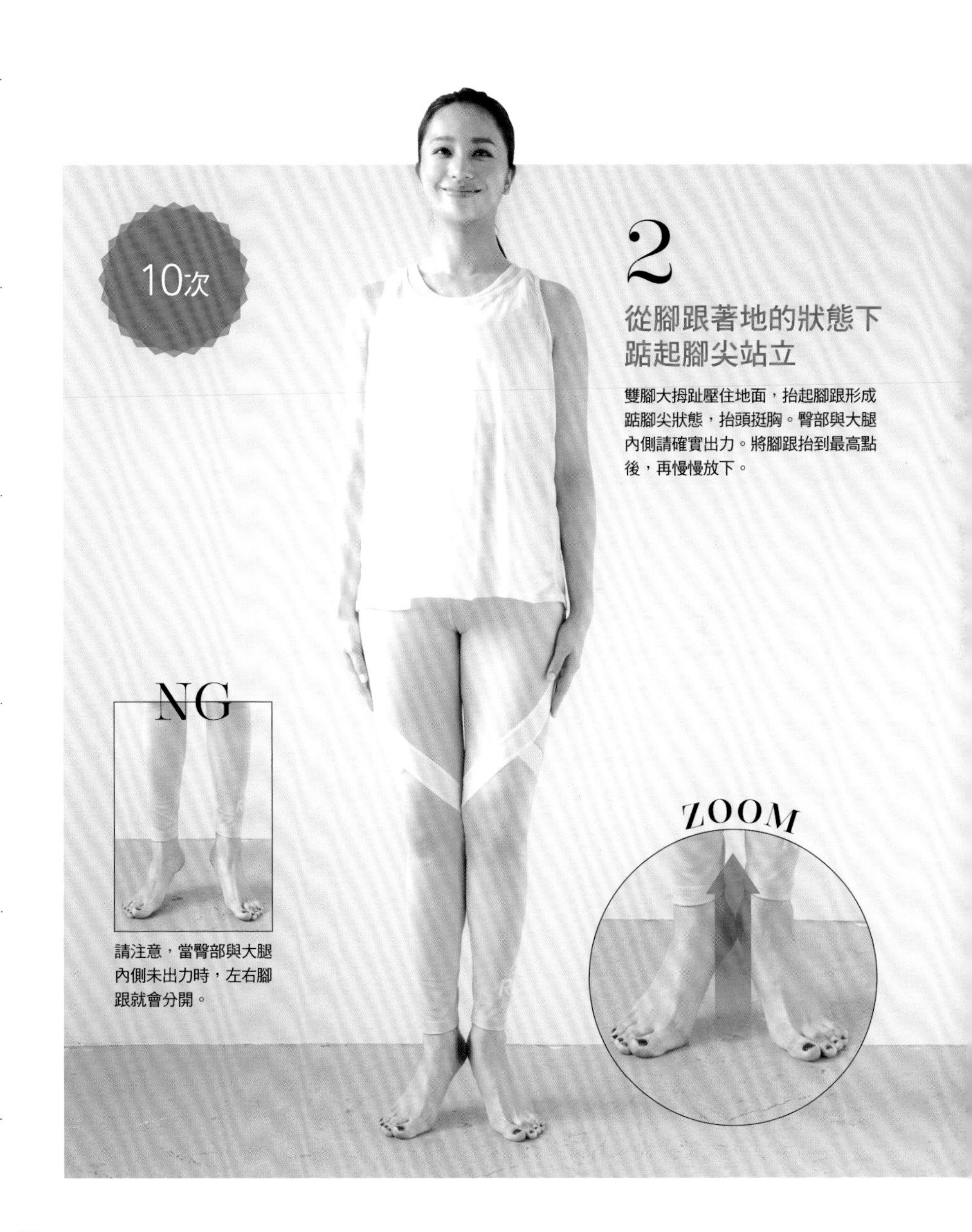

2 從腳跟著地的狀態下踮起腳尖站立

雙腳大拇趾壓住地面，抬起腳跟形成踮腳尖狀態，抬頭挺胸。臀部與大腿內側請確實出力。將腳跟抬到最高點後，再慢慢放下。

請注意，當臀部與大腿內側未出力時，左右腳跟就會分開。

強化腳底外側縱弓

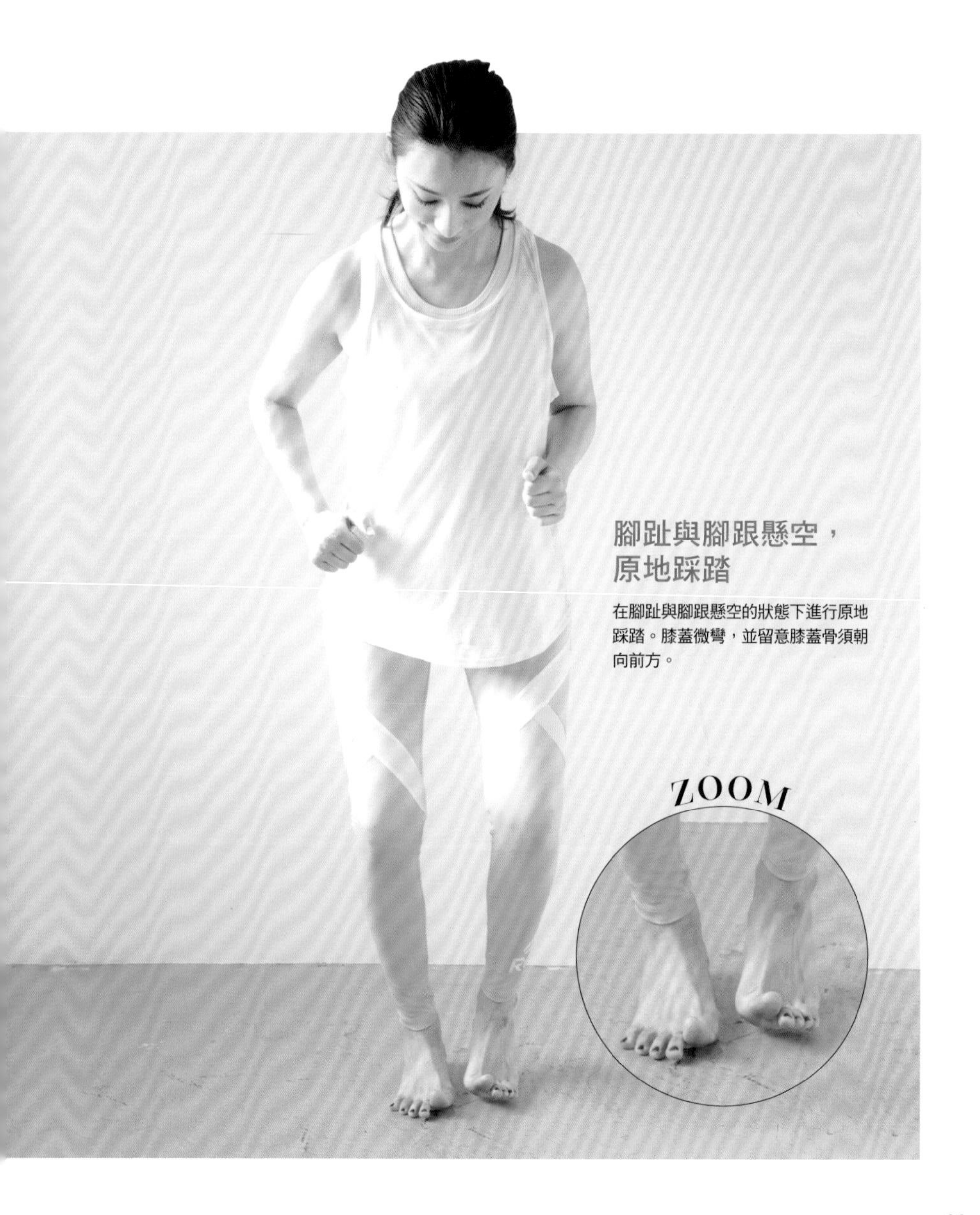

腳趾與腳跟懸空，原地踩踏

在腳趾與腳跟懸空的狀態下進行原地踩踏。膝蓋微彎，並留意膝蓋骨須朝向前方。

這是強化腳底外側縱弓，維持身體穩定不亂晃的訓練。腳趾與腳跟懸空並將全身重量放在腳底時，能伸展腳底肌肉進而刺激足弓。透過強化足弓的方式讓腳底能對著地衝擊力迅速產生反應。

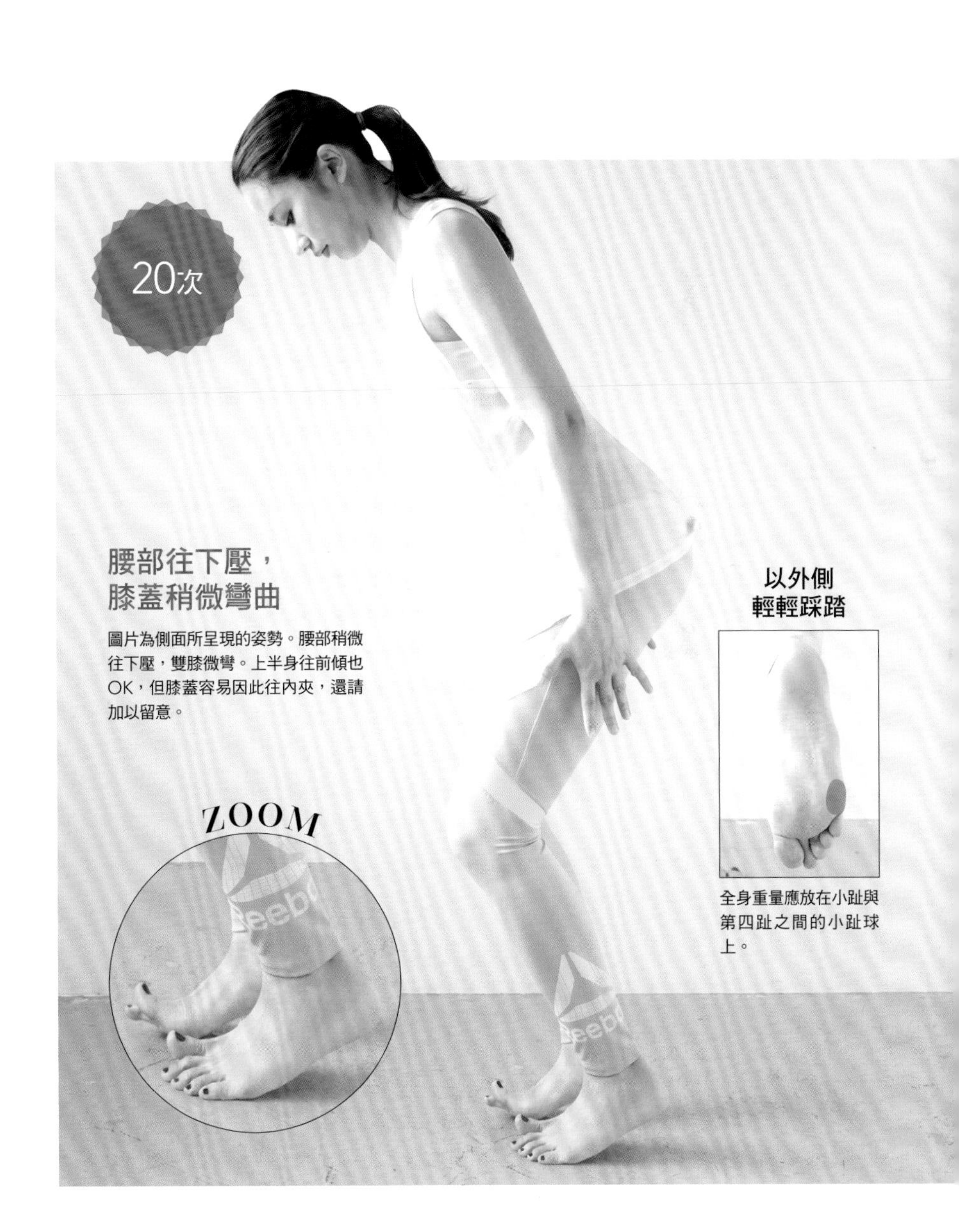

腰部往下壓，
膝蓋稍微彎曲

圖片為側面所呈現的姿勢。腰部稍微往下壓，雙膝微彎。上半身往前傾也OK，但膝蓋容易因此往內夾，還請加以留意。

以外側
輕輕踩踏

全身重量應放在小趾與第四趾之間的小趾球上。

穩定腳步的後弓步運動

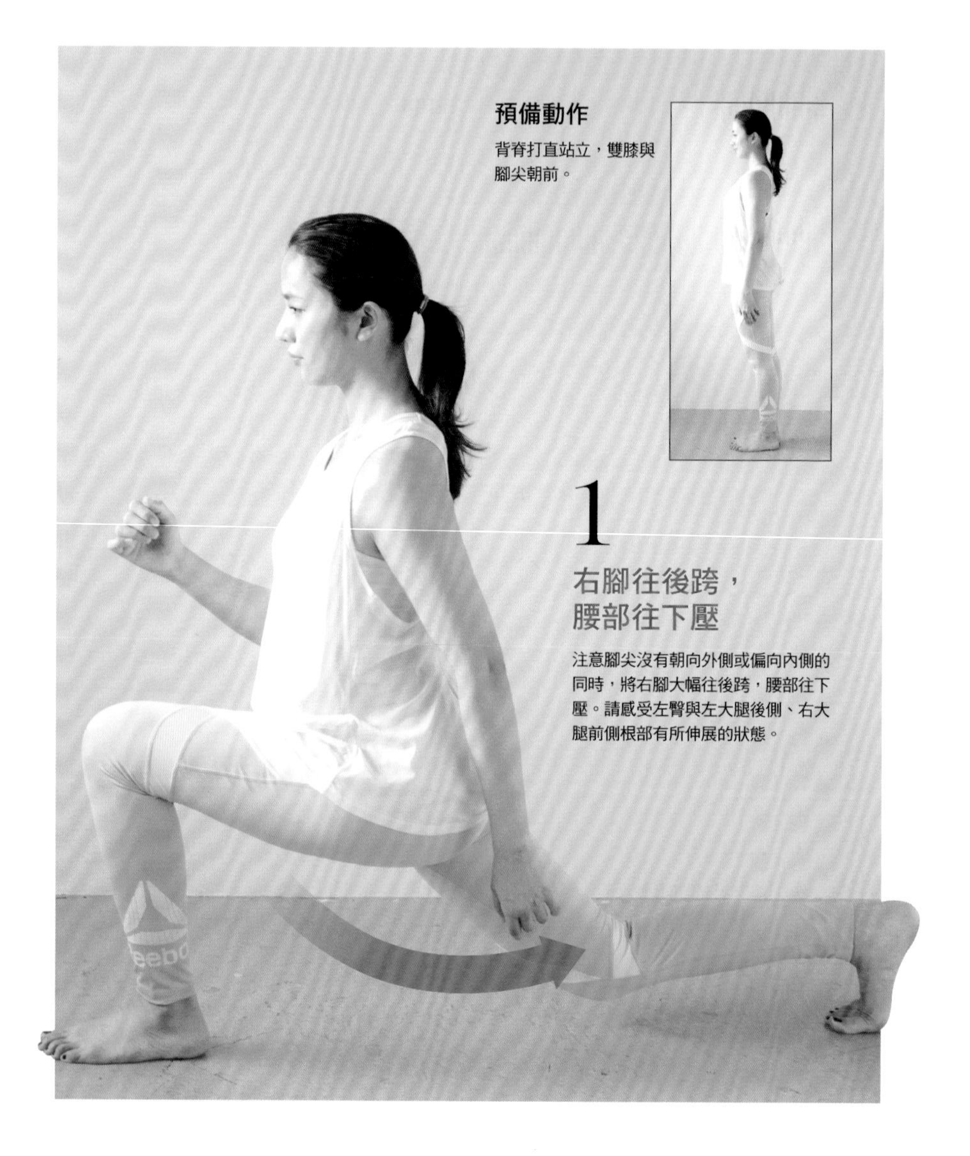

預備動作

背脊打直站立，雙膝與腳尖朝前。

1

右腳往後跨，腰部往下壓

注意腳尖沒有朝向外側或偏向內側的同時，將右腳大幅往後跨，腰部往下壓。請感受左臀與左大腿後側、右大腿前側根部有所伸展的狀態。

腳往後跨，腰部往下壓的後弓步運動是最接近走路動作的訓練法。將往後跨的腳帶回身前時才是重點所在。此時，不光只用前腳，一併運用後腳的大腿前側肌肉時，就容易維持穩定的姿勢。

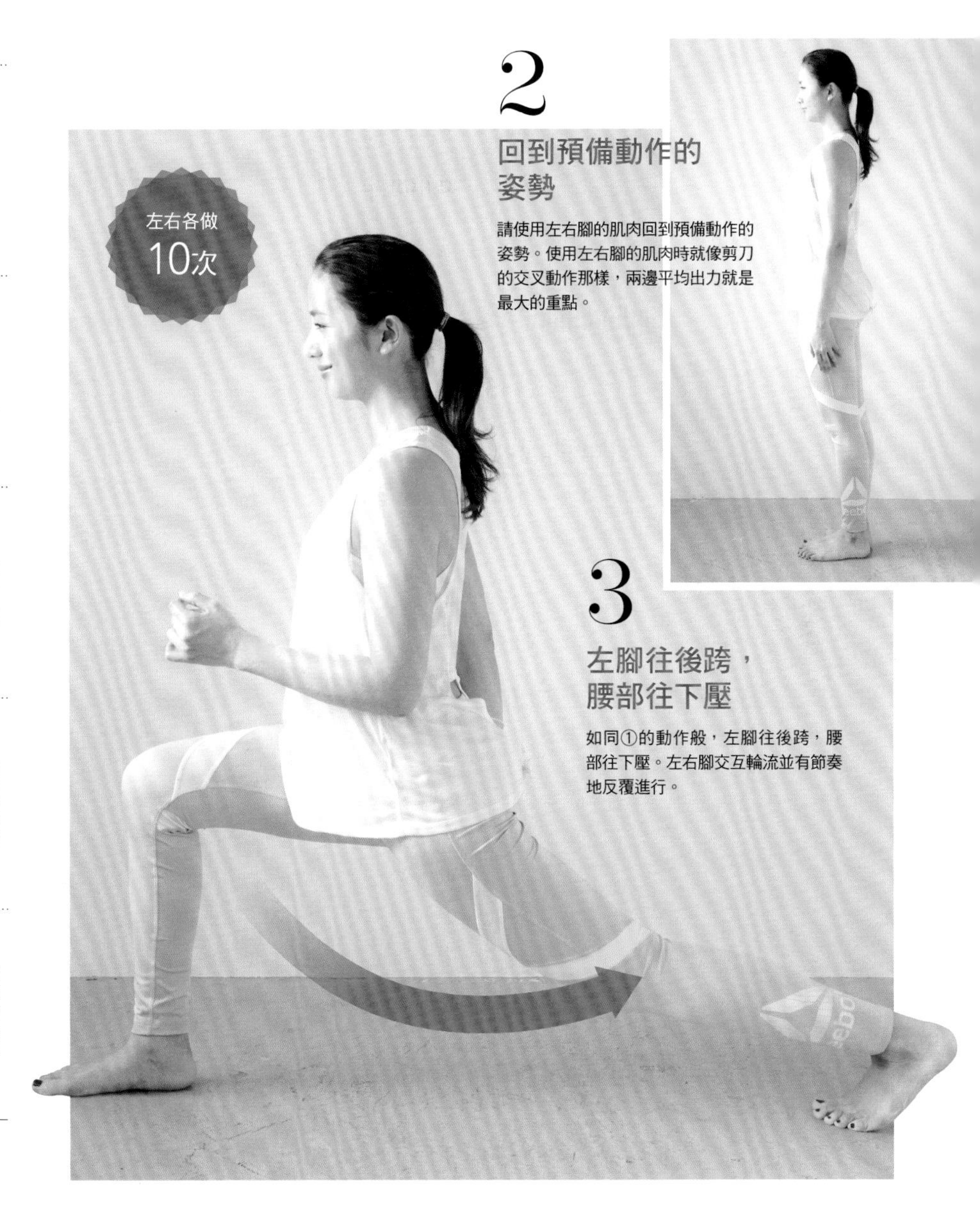

左右各做
10次

2 回到預備動作的姿勢

請使用左右腳的肌肉回到預備動作的姿勢。使用左右腳的肌肉時就像剪刀的交叉動作那樣，兩邊平均出力就是最大的重點。

3 左腳往後跨，腰部往下壓

如同①的動作般，左腳往後跨，腰部往下壓。左右腳交互輪流並有節奏地反覆進行。

4th week

WALK CHECK!

透過運用骨盆近似享瘦步行法的走路方式，讓身體記住骨盆與腳底的重心轉移動作。這個步行方式與第1週所介紹的很類似，不過這個走法是加快速度的快走版。彷彿將骨盆往前推般地行走，並伸展大腿前側是這項訓練法的重點。背部稍微挺直往前拱起也OK。

骨盆步行法

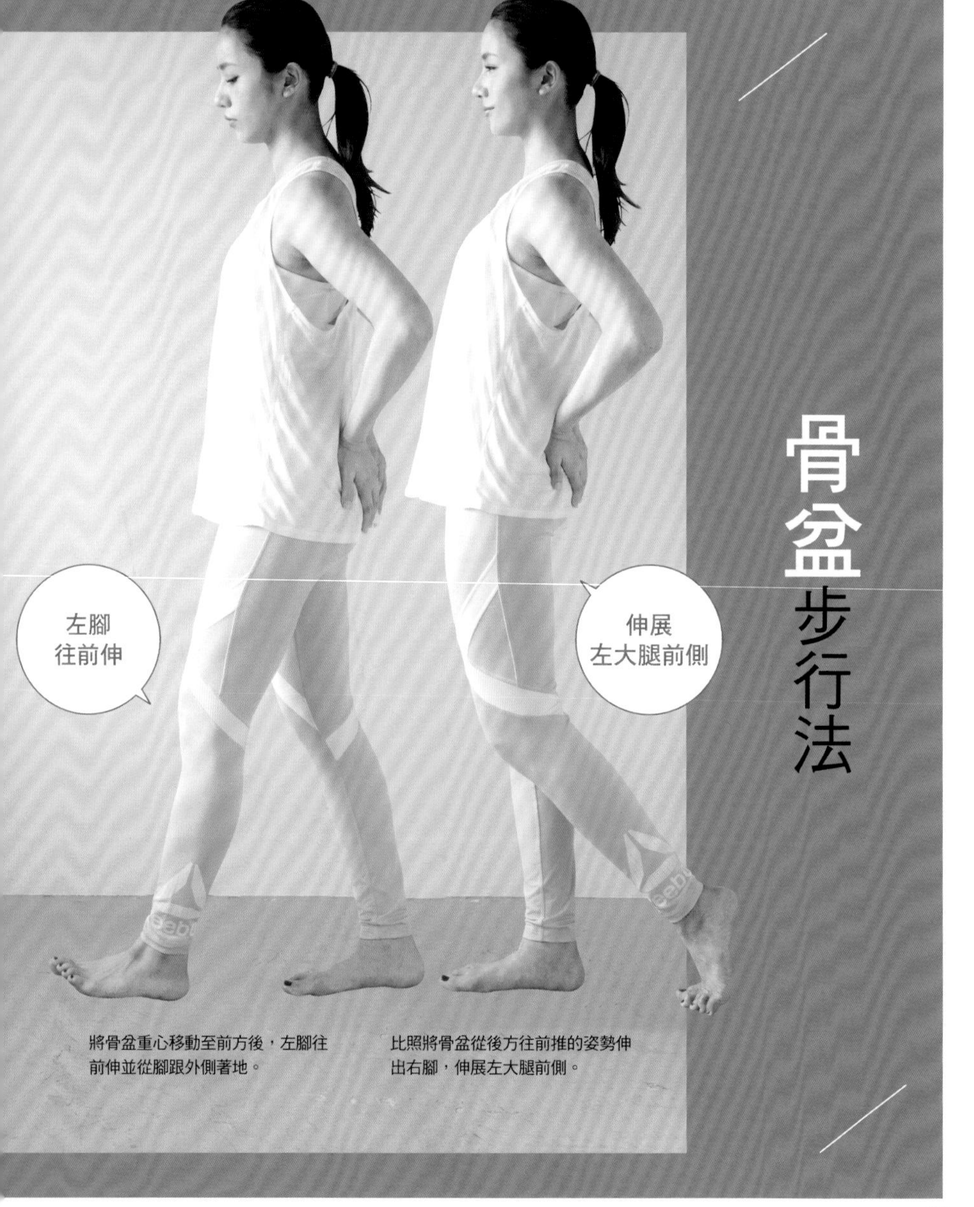

將骨盆重心移動至前方後，左腳往前伸並從腳跟外側著地。

比照將骨盆從後方往前推的姿勢伸出右腳，伸展左大腿前側。

重點CHECK!

- ☐ 行走時用手將骨盆往前推
- ☐ 不是靠腳的動作往前踩，而是藉由骨盆往前帶
- ☐ 跨出去的該腳大拇趾確實持續發揮作用
- ☐ 能感受到往後送的大腿前側有所伸展
- ☐ 膝蓋、腳尖筆直朝前

伸展
右大腿前側

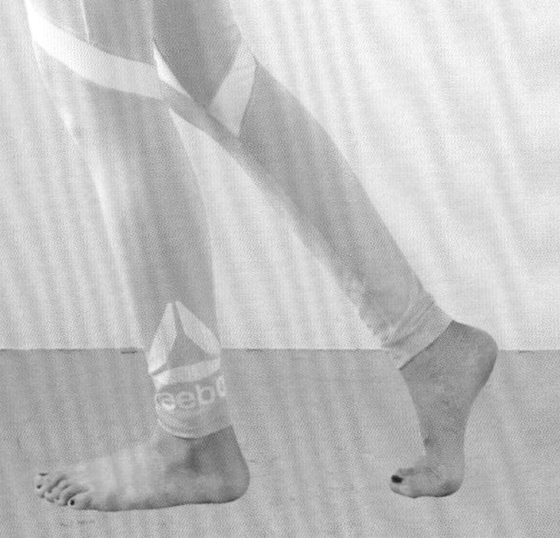

比照將骨盆從後方往前推的姿勢伸出左腳，伸展右大腿前側。

手代表骨盆！

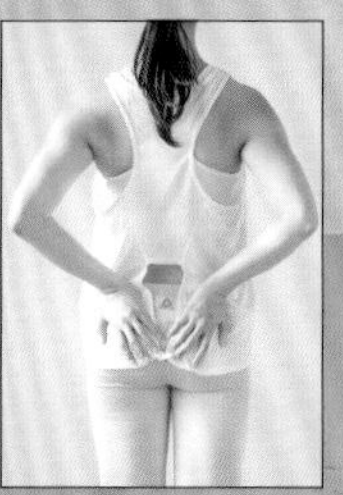

雙手置於後腰處，彷彿將骨盆往前推般地行走。

我在各種媒體上所傳達的觀念皆為「如果想成功減肥，運動佔1成、飲食佔9成」。這指的是「要讓減肥事半功倍的話，調整飲食內容」

步也是常有的事。但是，我希望讀者能解決步數不足的這個問題。此外，常聽到「必須走20分鐘以上，否則無法燃燒脂肪」的說法，然而短時間步

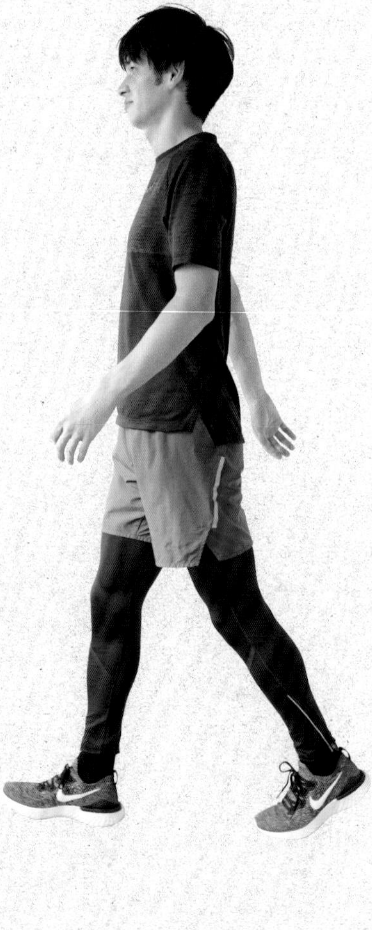

「想變瘦的話，必須調整飲食內容，以及先『走路』再說」

——森 拓郎

是不可或缺的」。這也意味著只要飲食遵守瘦身原則，就沒有必要做特別的運動。然而，這段話卻引起了一大誤解。那就是，人必須達到最低運動量，這項理論才能成立。

而這個運動量以步數來算的話約為７０００步。日本厚生勞働省所建議的目標值為一天８０００步以上，也就是說，一天至少也應該達到一般女性平均步數的７０００步。若無法達標，所消耗的熱量會小於所攝取的熱量，而無法產生熱量赤字。

習慣走路通勤或通學的讀者一天應該能達成７０００步的目標。但常開車的人群與撫養小孩等原因不能出門的人，每日走不到２０００行所加總起來的消耗熱量並不會變少，因此下功夫增加每天所走的步數反而比較重要。

我認為步行是低受傷風險，而且人人都能進行的優質有氧運動。人體肌肉量以20歲前後為高峰，之後每年都會減少１％。不常走路的人隨著年歲漸增，膝蓋或腰部出毛病的情況也不少。從塑身觀點來看走路的好處自是不用多說，為了將來的健康著想，也希望讀者們在日常生活中養成好好走路的習慣。

Chapter 3

幫助走路姿勢更正確、更優美的Q&A

///

每天的行走若全都能轉變為享瘦步行時，
就能帶來身材愈變愈好這項令人歡喜的效果！
不過，在這4週的訓練課程，以及進行享瘦步行的過程中，
相信讀者們應該也會產生一些疑問，
本單元將針對這些常見的問題為大家解惑。

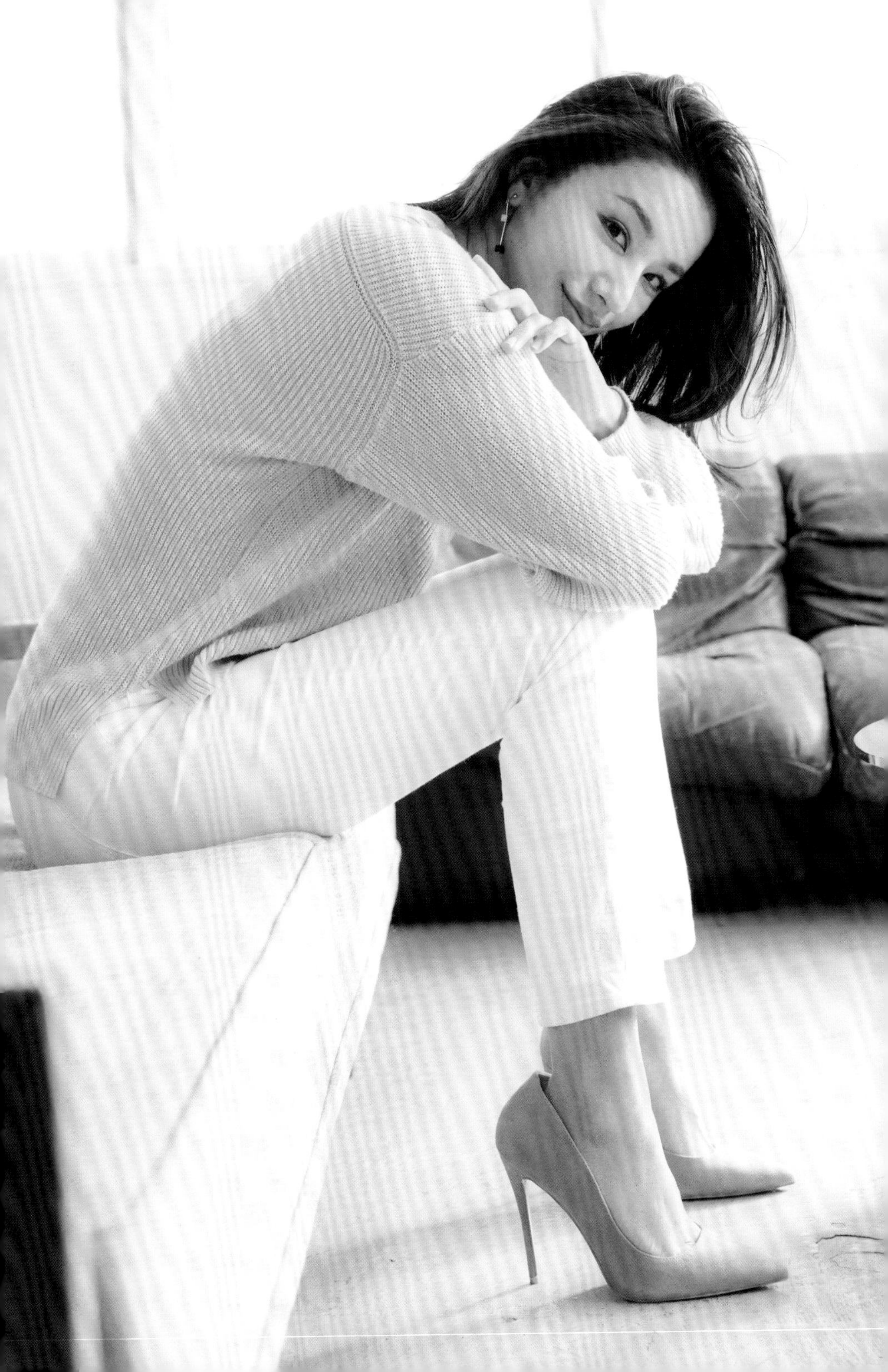

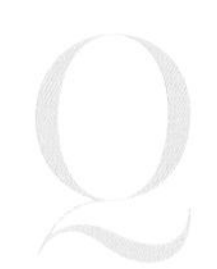

走太多路，雙腿變得硬梆梆…！請問有什麼推薦的保養方式嗎？

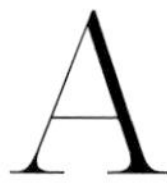

進行基礎伸展操並搭配按摩

無論走路方式有多正確，只要長時間行走，任何人必定都會感到雙腿疲累。再加上如果尚未習慣「享瘦步行法」時，雙腿必然覺得累，若因而改回原本的不良姿勢行走，小腿等部位的肌肉會因為緊繃而難以做出正確的動作，結果只會陷入累上加累的惡性循環裡。此外，雙腿因疲勞未退而腫脹時會顯得粗壯，因此請別忘了仔細保養，在當天消除腿部疲勞以便重回正常狀態。極力建議大家進行的就是拉展髖關節的基礎1（P.50）與拉展大腿前側的基礎2（P.52）伸展操。另一項消水腫的推薦做法則是沐浴後的按摩。持之以恆地進行保養與「享瘦步行法」，便能讓身材接近理想狀態。

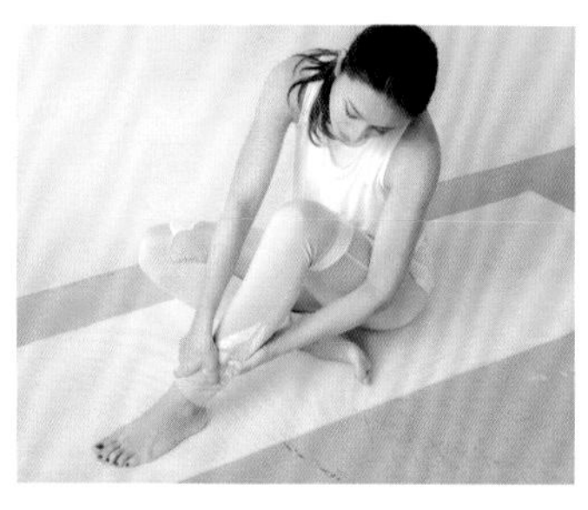

以由下往上拉提的手法進行按摩，雙腿就會變得很輕盈！

趁著沐浴後等肌肉溫熱的時候，雙手以拉提的方式從腳踝、膝蓋一路往上按摩到大腿。這麼做能消除肌肉的緊繃與腫脹，隔天早上雙腿就會變得很輕盈。

伸展髖關節消除疲勞

透過P.50的髖關節伸展操拉展臀部與大腿後側時，能消除大腿前側的疲勞。

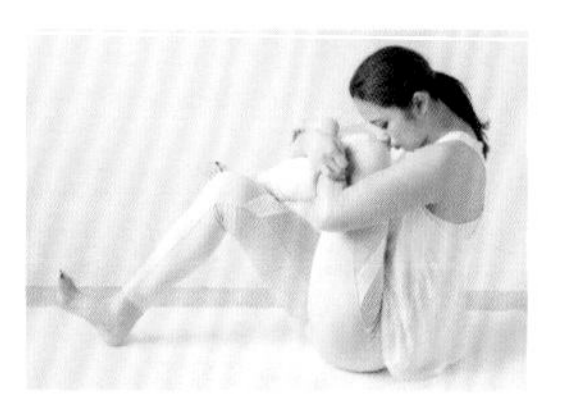

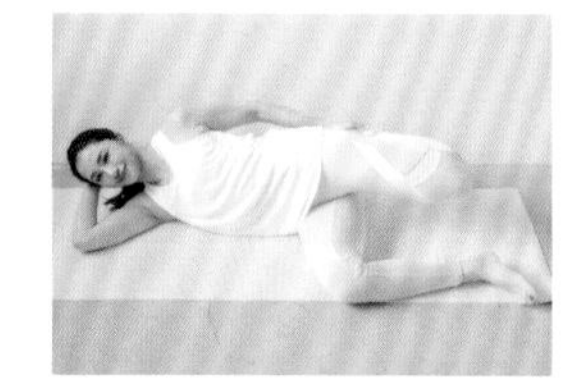

伸展大腿前側鬆緩肌肉

走路時會對大腿前側形成負擔。當天若走了很多路，進行P.52的大腿前側伸展時，時間可加長至1分鐘左右。

無法順利做完基礎伸展操。似乎一開始就出師不利

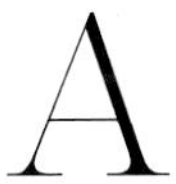

請透過網球或按摩等方式確實消除僵化的肌肉

因長時間坐在椅子上導致臀部肌肉變得僵硬、或因長年的走路壞習慣導致大腿前側與外側緊繃的人，或許會連最基本的基礎伸展操都覺得做起來很困難。有這種困擾的讀者，請在進行伸展之前加入消除僵化肌肉的「舒展」動作。使用網球或滾筒等輔助工具來舒展肌肉後，不但對進行基礎伸展操有幫助，做其他訓練時的動作也會變順暢。此外，在肌肉舒緩的狀態下進行訓練時，有助於改善走路壞習慣，也能因此提早感受到實際效果。下一頁將針對所需舒展的部位與方法進行重點介紹。

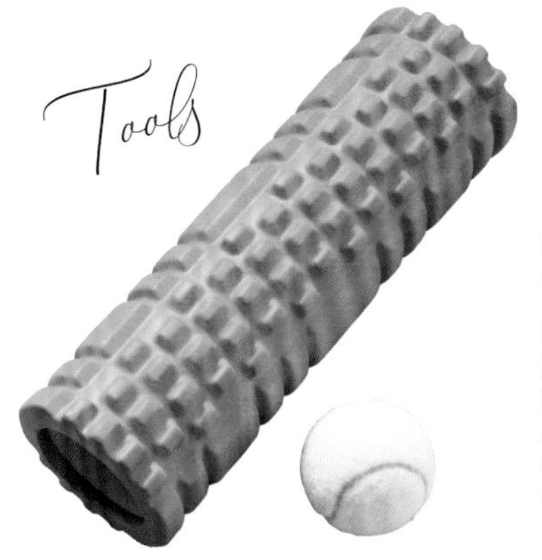

有工具輔助舒展時會方便很多

透過雙手按摩舒緩肌肉也是一個方法，不過手邊若有網球或市售的滾筒會更方便。其中又以滾筒最值得推薦，因為能大範圍地進行，而且還會對肌肉形成強度適中的壓力。

感到肌肉僵硬的人請先從「舒展」做起！

為「基礎1」執行有困難者
所設計的「舒展操」

抱住雙腳時若臀部會懸空，就代表髖關節周圍的肌肉僵硬、臀部肌肉緊繃。請利用網球舒展與髖關節動作相關的雙腿根部處肌肉。側躺下來，將網球置於大腿根部後以前後滾動的方式紓緩肌肉。

左右各做
90秒

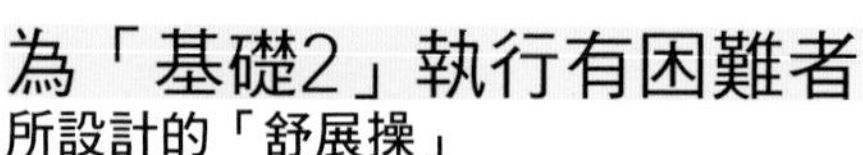

為「基礎2」執行有困難者
所設計的「舒展操」

大腿強烈緊繃時便無法順利伸展大腿前側。請將滾筒置於尤其容易緊繃的大腿外側，從大腿根部滾動至膝蓋上方處，並進行90秒左右。也可以使用網球，不過滾筒的面積範圍較大，進行起來會比較有效率。

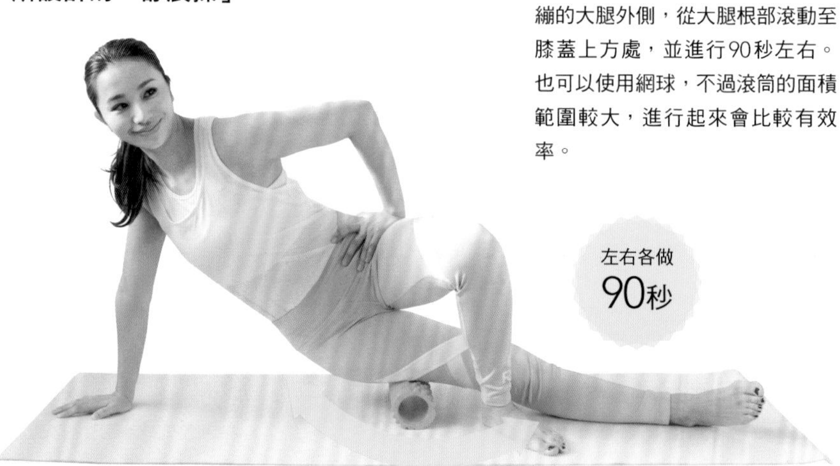

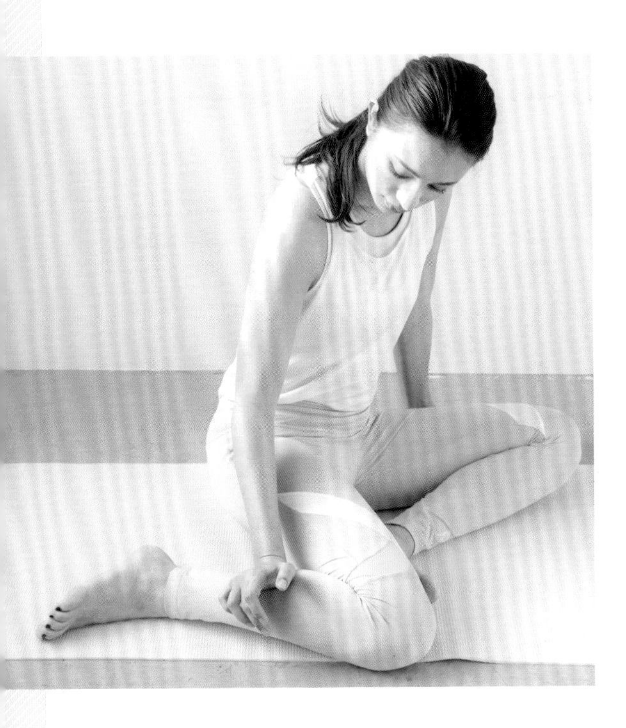

左右各做
90秒

為腳踝不靈活者所設計的「舒展操」

因穿著高跟鞋等緣故導致走路時習慣往前傾的人，小腿肚會強烈緊繃而無法順利活動小腿或腳踝。有這種情況的讀者進行第1週P.58或P.62的訓練時或許會覺得很吃力。請呈側坐姿勢，以手掌進行按壓，舒緩小腿肚與小腿。

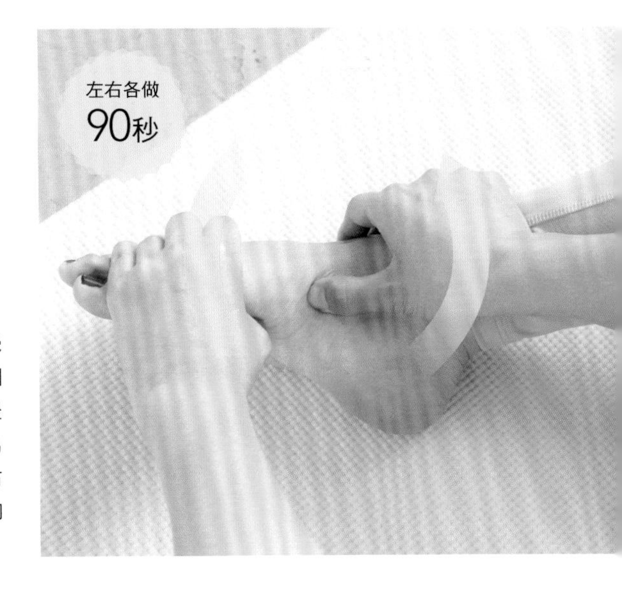

左右各做
90秒

為腳趾不靈活者所設計的「舒展操」

進行訓練運動時腳趾會懸空，或覺得腳趾難以活動的人，是因為整個腳底的關節僵化的緣故。盤腿坐下，一手壓住腳踝內側下方處，另一隻手則抓住腳尖側，比照擰抹布的方式往反方向施力，舒緩整個腳掌。

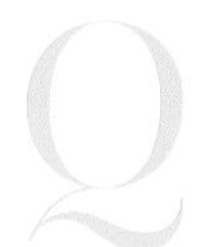

走路時穿什麼樣的鞋子比較好？

A 強力推薦方便走動的運動鞋

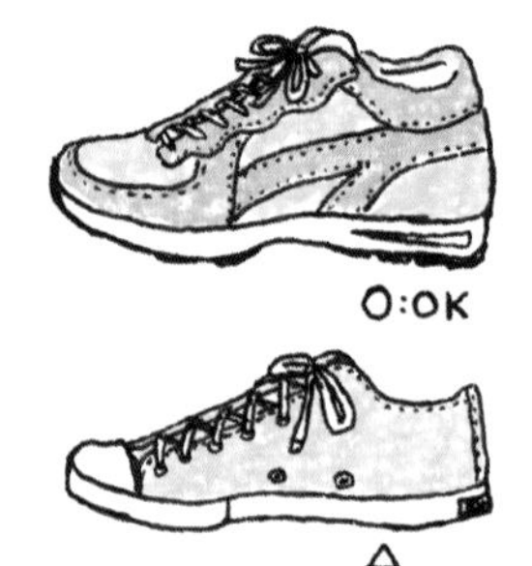

進行享瘦步行訓練的這4週是矯正走路壞習慣的關鍵期，希望讀者們盡可能在這段期間穿著運動鞋。只不過，像是經典款球鞋或帆布鞋之類鞋底厚度均一的款式，不但不具備功能性，也不適合用來走路，所以不太建議大家用來練習步行。若想盡早改掉走路壞習慣，強力推薦版型有助於腳底重心順暢轉移的運動鞋。若無論如何就是想穿包鞋的話，可搭配吸收衝擊力的足跟墊，並選擇好走的款式。

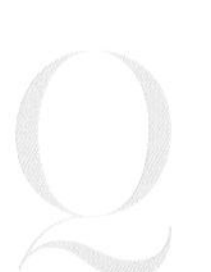

穿著高跟鞋的話，通勤中就無法進行「享瘦步行法」嗎？

A 只要選擇合腳又好走的高跟鞋就沒問題

雖然建議大家走路時選用運動鞋，但有些人應該因為工作所需的關係每天必須穿著高跟鞋吧。高跟鞋往往會被認為是進行享瘦步行法時的NG款式，但只要懂得挑選款式或搭配鞋墊，其實是不成問題的。請參考下一頁的解說找到適合自己的高跟鞋。此外，透過本書的訓練運動而能確實運用體幹與腳趾做到享瘦步行法後，即使穿著高跟鞋，走起路來也不會搖搖晃晃，而且還有瘦身效果。

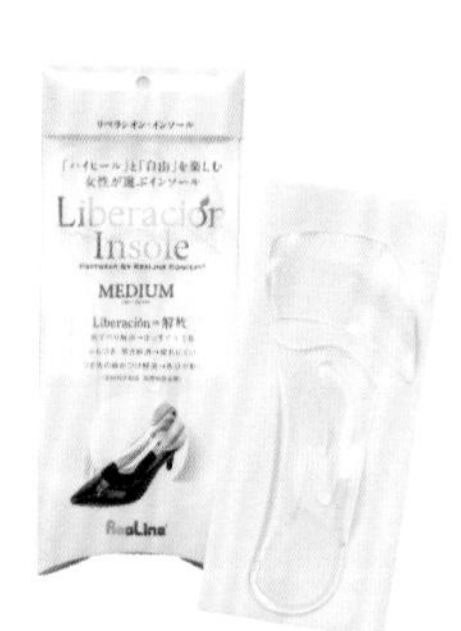

活用鞋墊也是一種方法

輔助腳底足弓防止腳掌往前滑的鞋墊，不但能穩定穿著高跟鞋時容易搖晃的走路姿勢，腳步動作也會變順暢。Liberación鞋墊 3000日圓／GLAB ※亦可於森拓朗官方網站 shop rinato（http://rinato.shop-pro.jp/）選購。

高跟鞋挑選方法與雙腿保健妙招

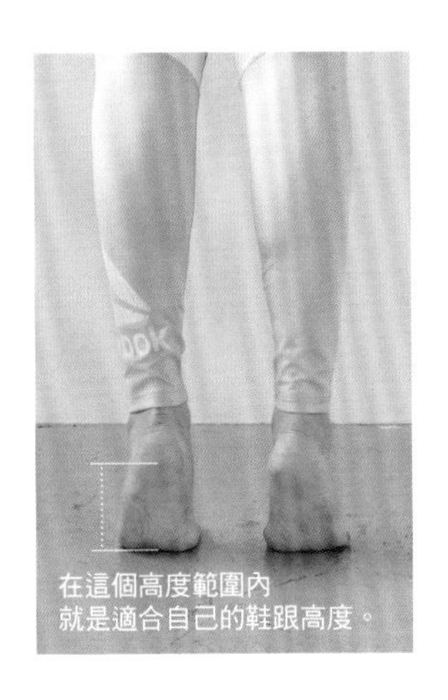

在這個高度範圍內
就是適合自己的鞋跟高度。

以踮腳尖站立的方式，選擇適合自己的高跟鞋

常看到有些人穿著高跟鞋走起路來搖搖晃晃，感覺隨時都會扭到腳。在這樣不穩定的狀態下，雙腳自然會變得歪斜。確認適合自己的高跟鞋跟高度的方法很簡單，只要雙腳筆直朝前踮起腳尖站立即可。全身重量能放在大拇趾上，而且腳掌內側與地面呈垂直狀態的高度範圍，就是穿起來能維持身體穩定的高度。若全身重量會往外偏的話，就代表這個高度的鞋跟不適合自己。

穿著高跟鞋走路的日子，請透過小腿伸展操進行保養

穿著高跟鞋走路時，由於腳尖一直處於踮起的狀態，小腿肌肉會始終緊縮。血管也是呈現長時間收縮的狀態，血液循環往往會變差。也因為這樣很容易累積疲勞，肌肉也連帶變得緊繃僵硬。請確實透過伸展操照顧緊縮的小腿肌肉。雙腳前後打開，腳尖稍微朝向內側，雙手推壓牆壁以伸展小腿內側。將全身重量放在腳踝內側與大拇趾，維持此姿勢60秒。另一腳也以同樣方式進行。

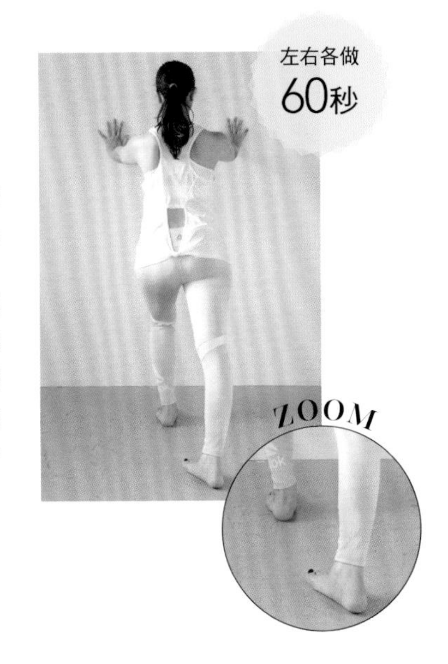

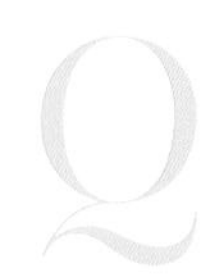

走路時用哪種款式的包包比較好？

A 無關款式，重點在於拿包的方式

後背包、側背包、托特包……若問我推薦哪種款式，其實並沒有特定的答案。單肩包或托特包皆可能導致骨盆往左右搖晃，若只是短時間揹著倒也沒什麼大問題，只要鍛鍊體幹肌肉，就能維持穩定的姿勢。只不過，包包很重時往往容易導致姿勢不平衡，若習慣揹右側就必須偶爾換到左側等等，調整拿包的方式。每天換揹不同類型的包包以分散肌肉的負擔也是一種方法。

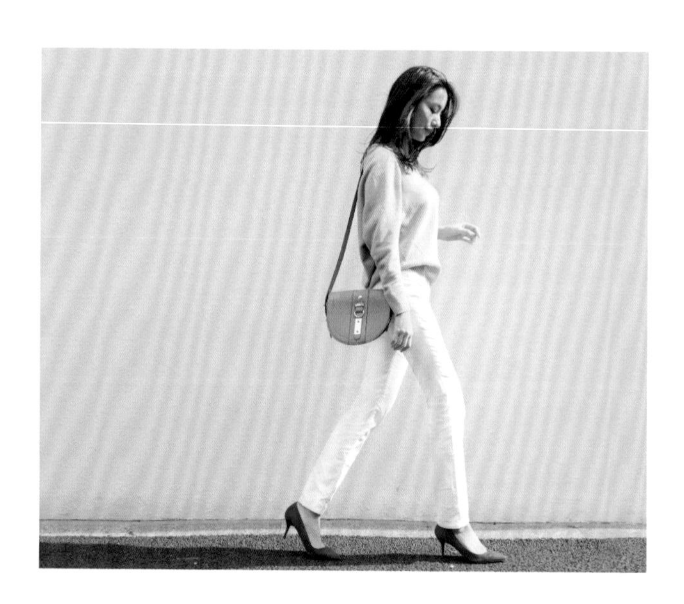

上下樓梯時 該注意哪些事項？

A 身體保持垂直，靈活運用雙腳

爬樓梯時，很多人為了使用臀部的肌肉而呈前傾姿勢。不僅看起來不美觀，也可能會過度使用到大腿前側。上下樓梯時不是用單腳的力量，而是雙腳並用才有效率。先從爬樓梯說起，在單腳著地的同時，以抬起另一側大腿的概念，筆直將身體往上帶。如同後弓步運動（P.98）那樣，將注意力放在讓雙腳彼此靠近的姿勢上，臀部與深層肌肉的腰大肌就會產生連動，維持身體穩定。下樓梯時，從腳尖盡量不發出聲響地著地，就能吸收衝擊力，減輕雙腳的負擔。

下樓梯訣竅

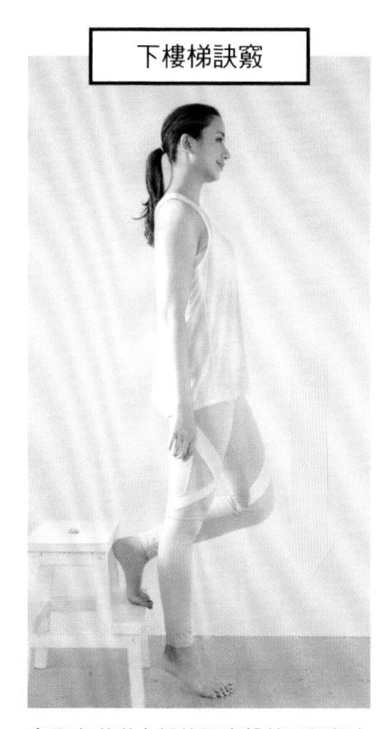

會發出啪啪之類的腳步聲就是衝擊力強、對大腿造成很大負擔的證據。應盡量不讓腳步發出聲響，輕柔地著地。體幹出力不放鬆，保持筆直的姿勢乃訣竅所在。這樣便能夠減輕大腿的負擔。

爬樓梯訣竅

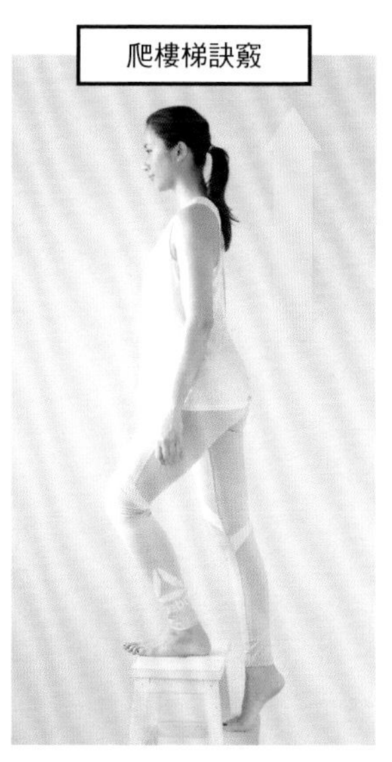

身體保持垂直不往前傾，在單腳踏上前方台階的同時，抬起另一側的大腿。雙腳的動作就像剪刀交叉運作般，俐落地往上走。腰部往前挺，讓骨盆稍微往前傾時走起來會相對順暢。

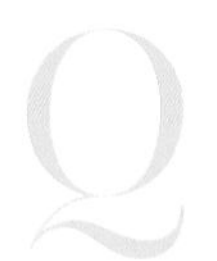

不知不覺間就是會駝背，無法做到優美的走路姿勢

A 透過活動肩胛骨周邊的伸展操來矯正上半身的姿勢

一旦駝背，肩膀就會往內收、背部呈圓弧形。如此一來，下巴或頭部就會往前傾，看起來就活像原始人……。由於這些姿勢會讓腰部往後縮，膝蓋就很容易彎曲，便會形成只用膝蓋下方拖著腳步的走法。這樣只會對大腿與小腿造成負擔而已。上半身伸展操對有駝背問題的人而言是不可或缺的。請試著每天進行P.116所講解的肩胛骨伸展操，不僅能拉直背脊，小腹便便的狀況也能獲得改善。重心轉移的方式也會變正確，便能實際感受到享瘦步行的效果。

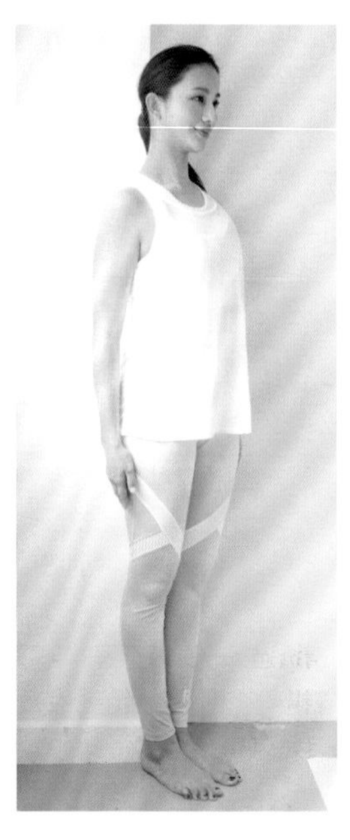

背部貼著牆角，確認是否駝背！

利用牆角才不會受到臀部幅度的干擾，確認頭、背部、臀部、小腿、腳踝5個部位是否能貼靠牆壁，若為駝背，頭部與背部就不太有辦法貼牆。

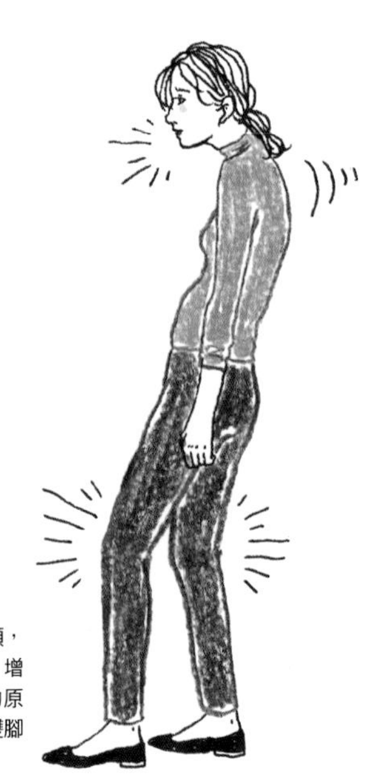

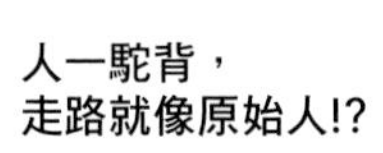

人一駝背，走路就像原始人!?

駝背時，上半身的重心會往後傾，就會變成只用雙腳的力量前進，增加腿部的負荷，是造成腿粗的原因。保持筆挺的姿勢便能減輕雙腳的負擔。

快步走會比較好嗎？

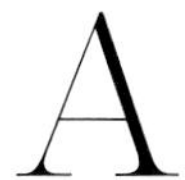

快步走比較能提高運動量！

是的，請讀者們試著快步走走看！加快速度時，所消耗的熱量也會變多，因此很建議大家這麼做。不過，為了做到快步走，很多人往往會跨大步走得很用力。如同P.16所解說的內容，跨大步導致身體大幅扭動時，姿勢就會變得不穩定，增加大腿的負擔。快步走時應盡量以小步伐的方式俐落行走，這樣可以一併運用到臀部肌肉，而能有效率地快速前進。

進行「享瘦步行法」時，無須注意手臂的擺動嗎？

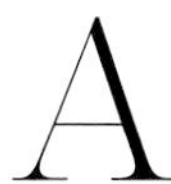

只要下半身與上半身順利產生連動，無須刻意為之，手臂也會自然擺動

人體構造為只要踏出腳步，手臂就會像擺錘那樣自然地動起來。因此，走路時無須刻意擺動手臂。然而，有不少腳步動作不是很順暢的人，因肩胛骨周圍的活動度差而導致脊椎不夠靈活時，手腳的擺動就會宛如機器人般僵硬不自然。會出現這種情況，可能是因為上半身與下半身未能順利產生連動的緣故。首先請透過下一頁所講解的伸展操紓緩肩胛骨周邊，讓這部位的動作變流暢。當肩胛骨能順暢活動時，無須刻意為之，手臂的擺動方式就會自然改善，腳步動作也會出奇地變輕鬆。

肩胛骨伸展操

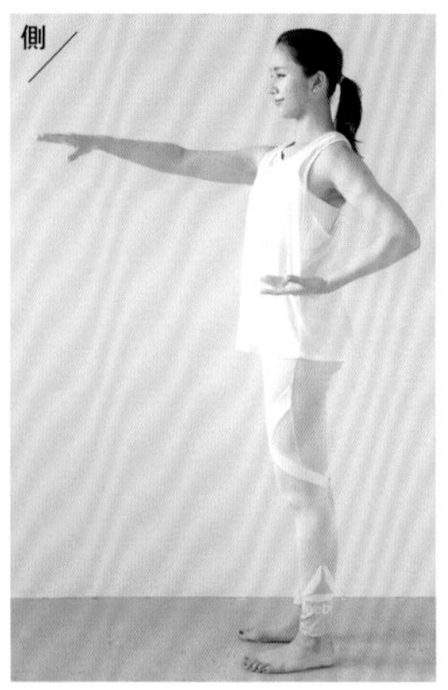

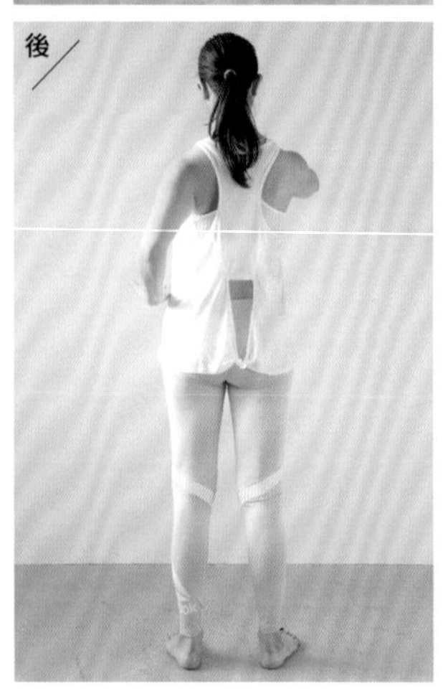

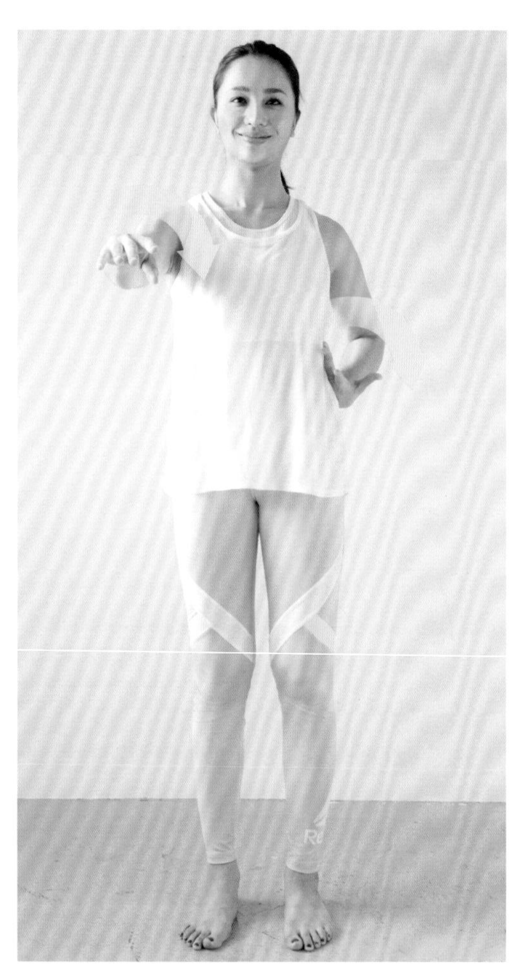

1 右臂往前伸，左臂往後收

雙腳打開的幅度與腰同寬。右手臂一邊向內轉一邊往前伸，左手臂則一邊向外轉一邊往後收。手肘退到身體後方，藉此鍛鍊背部與腋部肌肉。

這是消除肩胛骨周圍僵硬的伸展操。手肘往後收的同時必須扭動手臂乃重點所在。這些動作能大幅活動到肩部上方與背部、腋部的肌肉，並有助於舒展放鬆。左右手有節奏地交互輪流進行。

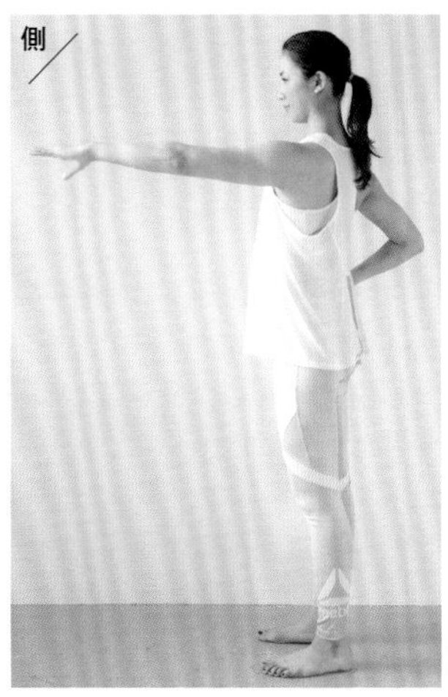

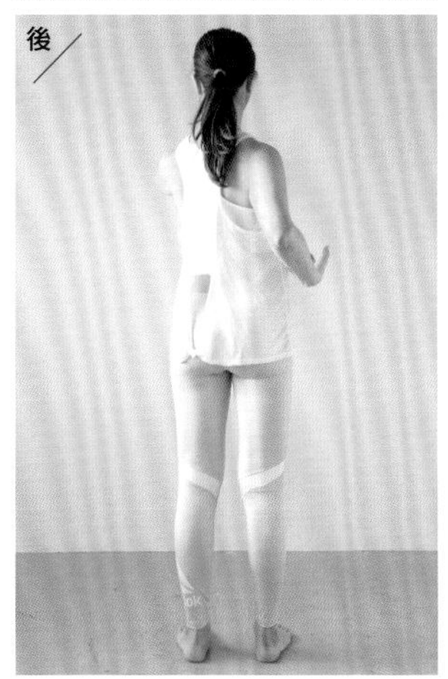

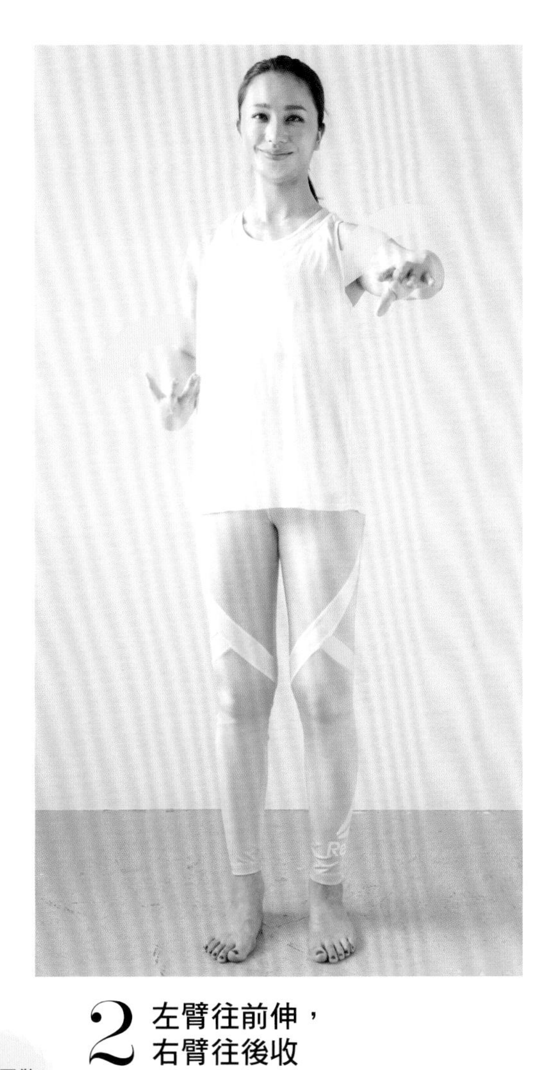

2 左臂往前伸，右臂往後收

左右交互做
20組

接下來換手，左手臂一邊向內轉一邊往前伸，右手臂則一邊向外轉一邊往後收。注意體幹姿勢，手肘往後收時盡量不要扭動身體。

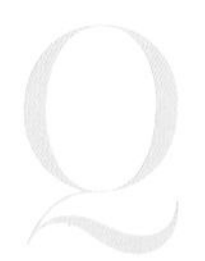

不清楚訓練結果是否有效。這樣可以進入下一個階段嗎？

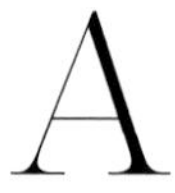

若覺得活動起來沒有想像中順暢時，從第2週後也必須加強基礎鍛鍊！

「享瘦步行法」4週訓練課程中，第1週所主打的訓練運動是具有高度重要性的。因此，對長年以來走路方式不正確的人來說，要達成第1週的訓練會是最先遇到的阻礙。若無法順利做到第1週的訓練運動，可以再多複習一週，或是在進行第2週訓練菜單的同時，追加第1週覺得「有點難」、「做不太到」的部分。此外，「訓練起來有難度」＝「自身的弱點」，因此若有難以做到的項目時，不管目前的進度在哪一週都應該「加碼」練習，這樣才會更有效果。

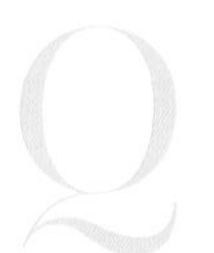

在什麼時段進行訓練比較好？

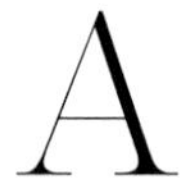

沒有特別的限制。重點在於找出時間持續進行下去

「享瘦步行法」所安排的訓練，目的在於修正經年累月的走路壞習慣，因此最重要的就是持之以恆！請從日常作息中找出自己最容易配合的時段並持續練習。在早上進行時，能一整天提醒自己維持正確的姿勢；在晚上就寢前剛洗完澡後進行，由於此時肌肉較為柔軟，伸展操做起來就會相對順暢。訓練課程雖然只有4週，為了不讓壞習慣復發，若有自覺「做不好」的部分時，還請持續加以鍛鍊。

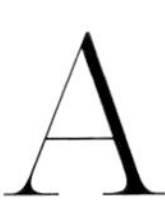

每天要走7000步根本辦不到……。可以靠週末多走路來補足嗎？

A 不是用哪幾天多走路的方式補足，而是每天達到平均步數

一天的基本目標步數為7000步。如果某天只走5000步，那用週末來補足是沒問題的。只不過，某天走7000步，某天卻是2000步以下……這種落差極大的做法其實是不太建議的。每天維持一定的步行量才是最理想的。徒步5～10分鐘左右的距離也要開車或騎自行車的人，應重新檢視一下生活習慣，一定能夠發現增加步數的方法，並提醒自己隨時走起來。如果真的找不出時間可以走路時，在家裡進行踏台運動也是很推薦的做法，可以藉此鍛鍊享瘦步行法所用到的肌肉。

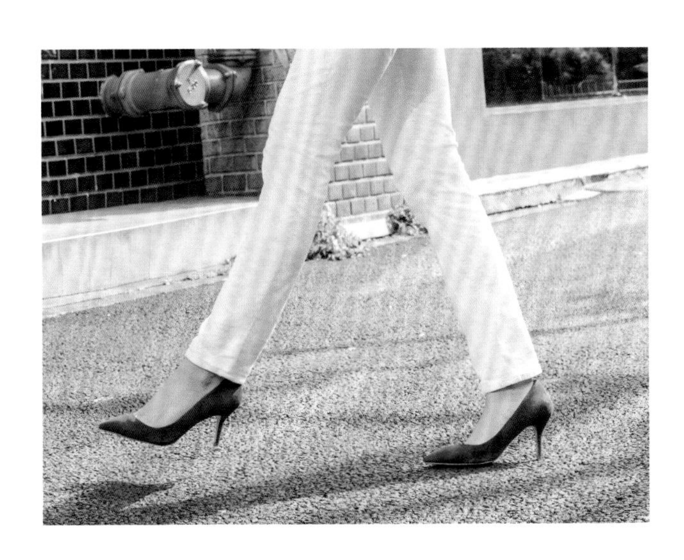

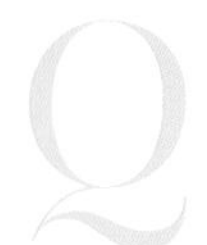

我似乎有扁平足的症狀，只要走路就覺得累

A 請試著積極進行活動腳趾的訓練

有些人的扁平足是先天性的，不過成人後得到扁平足的原因在於腳底肌肉衰弱。首先請鍛鍊腳底足弓。有扁平足的人往往只會注意到腳踝內側的內側縱弓，其實建立起外側縱弓後，內側縱弓就會跟著變穩固。請活動腳趾，積極進行P.96所介紹的訓練運動。當腳底足弓獲得鍛鍊後，便能順利吸收來自地面的衝擊力，走起路來就不會一下子便覺得疲累。

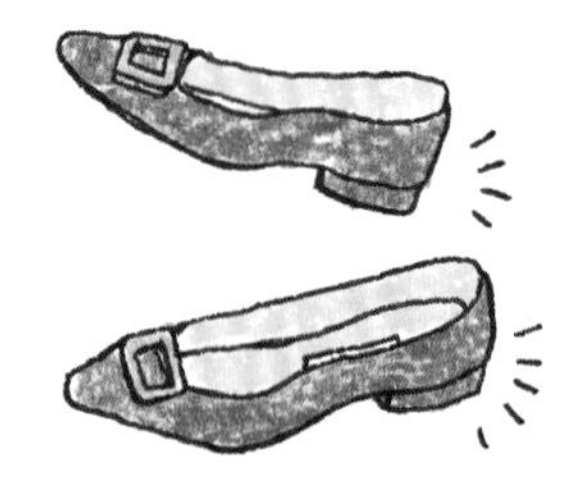

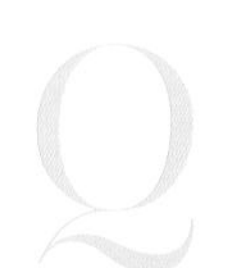

我有輕微的拇趾外翻。有什麼因應對策嗎？

A 請留意腳底的重心轉移方式

行走時，當腳底的重心轉移方式不正確，就會形成拇趾外翻的原因。拇趾外翻者如同P.33所講解的腳底重心轉移NG案例般，從腳跟外側著地後，往往會不經由橫足弓便直接將重心移往大拇趾根的拇趾球。這麼做會讓大拇趾側承受過大的重量，再加上穿著不利於活動腳尖的尖頭鞋時可能就會導致拇趾外翻的情況惡化。因應對策就是透過P.72所講解的訓練運動來活動腳趾，建立外側縱弓。如此一來腳底的重心轉移會變順暢，便能減輕大拇趾側的負擔，防止拇趾外翻的情況惡化。

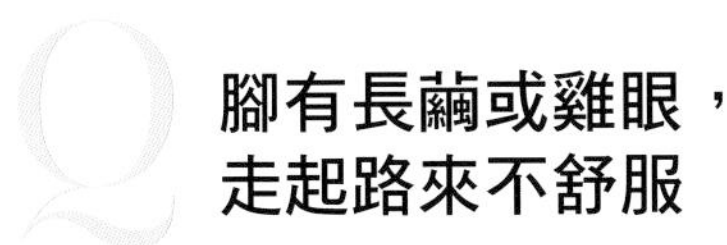

腳有長繭或雞眼，走起路來不舒服

請先檢查看看鞋子是否合腳

長繭或雞眼的原因可根據形成位置來做判斷。如果是長在腳趾，有可能是鞋子不合腳。請檢視所穿的鞋子是不是太緊。另外，長在腳的內側或外側的人，腳底足弓不穩定也是其中一項因素。腳著地時腳趾會在鞋子裡搖來晃去，重複擦撞到同一個地方時，就很容易形成繭或雞眼。當繭或雞眼變大就會妨礙腳底的重心轉移，進而影響到走路姿勢。為避免情況惡化，請重新挑選鞋款，並進行P.72與P.96的鍛鍊腳底足弓訓練加以預防。

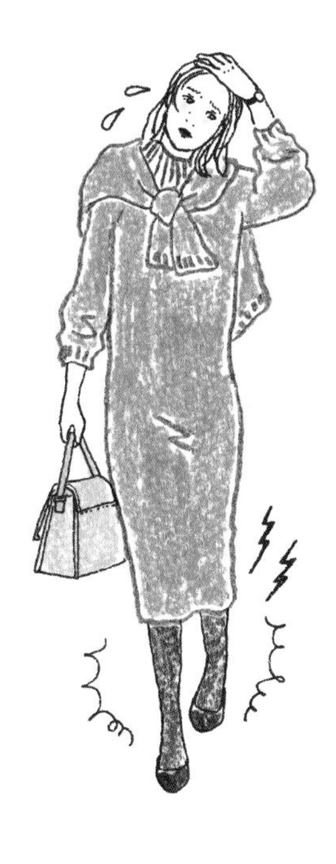

進行活動腳趾的訓練時，腳趾會抽筋！

開始意識到此部位後，活動度就會逐漸改善

由於腳趾並不是平時會特意加以活動的部位，因此剛開始訓練時或許有些人會覺得很不靈活，或是發生抽筋的情況。不過，起初會這樣是很正常的，請在可以忍受的範圍內持續練習看看。「想活動腳趾」的意念會讓腦部對腳尖下達指令，腳趾便能逐漸動起來。再者，抽筋也有可能是腳趾僵硬所引起的，請試著進行P.109頁所介紹的「腳趾舒展操」。在進行舒展的同時活動腳尖，能鍛鍊到腳底的外側縱弓，還可預防扁平足、拇趾外翻、長繭或雞眼等毛病。

體驗談

透過4週訓練課程，成功瘦全身！

無論是控制飲食還是做運動，依舊年年發福的40世代文字工作者H，
決定嘗試「享瘦步行法」4週訓練課程。在沒有劇烈運動的情況下，成功瘦全身！

側

前

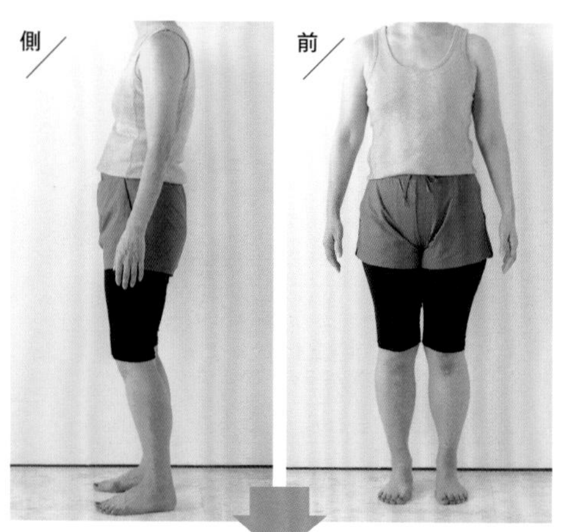

Before

姿勢不良，腰部周圍有滿滿的贅肉

可能因為一整天大部分的時間都伏案工作的緣故，有圓肩與駝背的情況。小腹突出，臀部與腰部周圍滿是贅肉，褲子也顯得很緊繃。大腿與小腿外突。

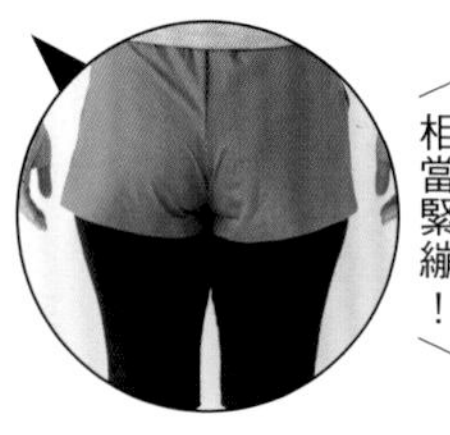

相當緊繃！

側

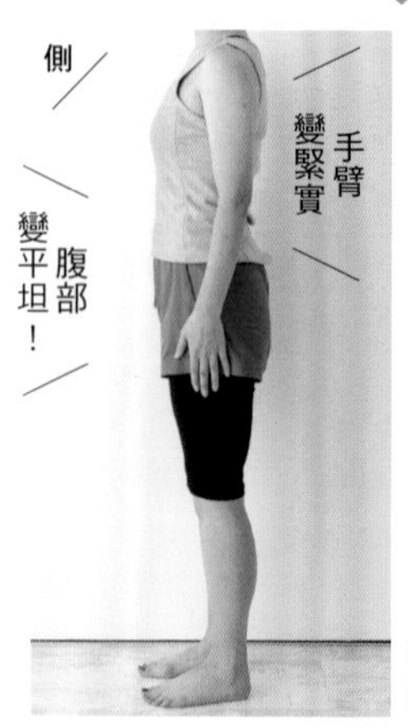

手臂變緊實

腹部變平坦！

前

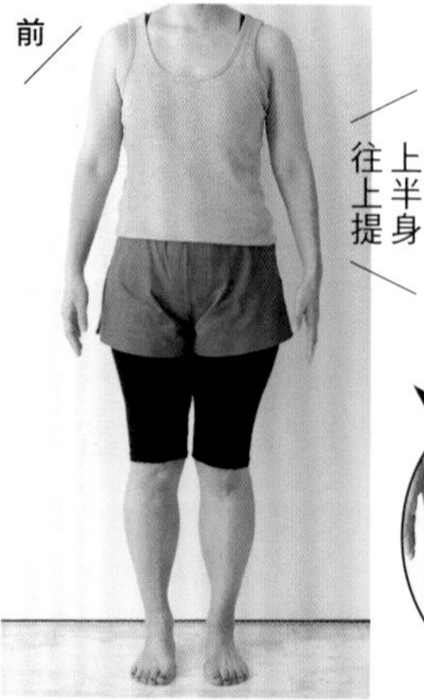

上半身往上提

After

腹部周圍的贅肉消失，連姿勢都有所改善！

腹部變平坦，隱約出現腰身。上半身往上提，姿勢也有所改善。以往無論做什麼都瘦不下來的大腿與小腿，甚至是手臂都出現了明顯可見的變化。

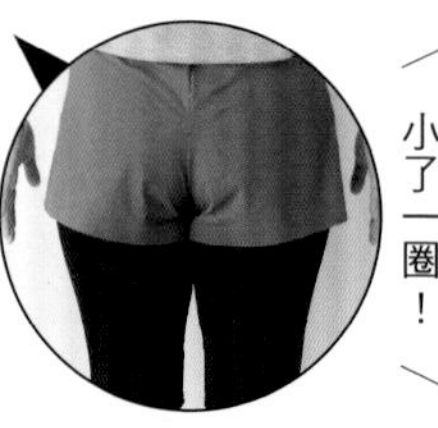

臀部、腰部周圍小了一圈！

小腿	大腿	臀圍	下腹部	腰圍	體重
-1.2cm	-2.1cm	-3.1cm	-4.3cm	-5.6cm	-2.5kg

煩惱超過30年的下半身肥胖，終於有救了！

擁有典型的「XO型腿」，大腿與小腿皆很粗壯，明明所屬藝文類社團，卻被說成「這是在運動類社團練出來的吧？」而對自己的腿粗程度相當有自信的文字工作者H。即使努力減肥將體重減到標準以下，下半身的尺寸依舊文風不動……。進入40歲後，已經有點呈現半放棄狀態。

沒想到透過「享瘦步行法」的訓練讓她從第一天開始就很有感！雙腳的可動範圍變大，走起路來頓時變得輕鬆不少。她心想「搞不好這個方法真的有效！」而持續進行4週訓練課程並且每天都走7000步，飲食內容幾乎與往常相同，但原本完全減不下來的下半身尺寸開始有了變化。光靠走路就能瘦這麼多，成果實在令人感到驚喜。

透過4週訓練運動，每週都有不同的變化！

// 第 1 週 //

從伸展操開始就受挫，認清了自身的弱點

無法順利做到基礎伸展操，因此先從「舒展」（P.108）仔細做起。紓緩僵化的髖關節，修正重心轉移的方式，從第一天開始便實際感受到雙腳動作變靈活！

// 第 2 週 //

從腳底、體幹到臀部徹底鍛鍊，讓身體不易疲倦

進行訓練時注意到自身腳底足弓無力的狀況，於是積極地活動腳趾。不知是否因為腰部周圍的僵硬程度與走路壞習慣逐步改善的緣故，走路時小腿不再容易緊繃，著實令人驚喜。

// 第 3 週 //

姿勢逐漸變好，臉部與腹部周圍也變緊實

體幹訓練運動讓人實際感受到姿勢每天慢慢變好的現象。不光是腹部而已，不知為何連臉龐也跟著變緊實，進入這週後開始會被周遭問到「是不是瘦了？」

// 第 4 週 //

體幹獲得鍛鍊，出現明顯可見的變化！

可能因為體幹有所強化的緣故，走起路來變得很輕鬆，小腿緊繃的情況也減輕很多，不知是否心理作用，覺得雙腿線條也緊實了不少。原本緊到快爆炸的褲圍與小腿圍也稍微變鬆，真的讓人很開心！

\ 我練得最勤的訓練運動是這些 /

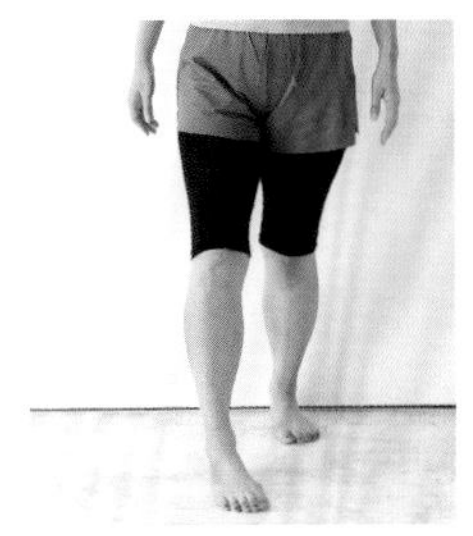

第1週的消除膝蓋下方歪斜

我的右膝與腳踝的歪斜情況很嚴重，因此第2週過後仍持續進行P.58的訓練運動。雙腳變得能筆直伸出，小腿也瘦了一圈。

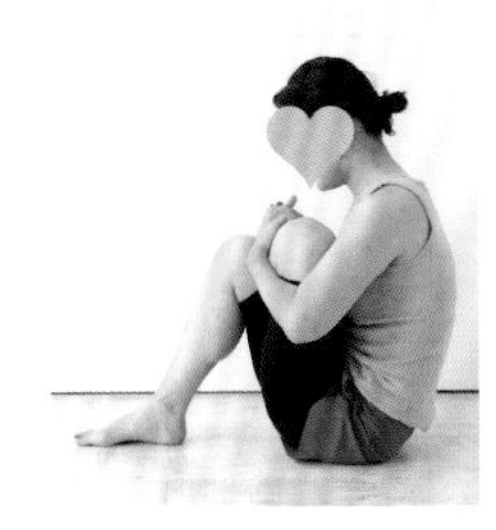

基礎髖關節伸展操

一開始臀部肌肉僵硬，無法順利做到這個伸展操，但每天持續進行後，肌肉變柔軟，走路時的雙腳動作也變得出奇地順暢。

後記

我認為減肥最重要的是飲食內容、運動內容以及量。

實際上我也撰寫過名為「減肥一成靠運動，九成靠飲食」的書，因此飲食是最重要的部分已無需贅言。而佔有一成比重的運動當中，走路尤其重要，這點已透過本書內容鉅細靡遺地傳達給各位讀者知曉。

然而，以往所見的一般走路法教學指導，往往強調要把意識放在正確的姿勢上、動作要大等等，但這並不是我心目中理想的指導法。

不知是否因為一般走路法的教學指導過於普及的緣故，非常多人以為走路時就是要刻意以腳跟著地並往前跨出腳步，然後帶動身體前進。老實說，這麼做只會讓自己不當出力而已。無論何種動作，只要手腳離身體中心愈遠，所形成的負擔就會愈重。而負擔愈重就愈需要借助小腿或大腿的力量。這樣走路下來的結果，大家應該都能想像到會變怎樣。

與其做出造成身體負擔的動作，動作盡量有效率，才能逐步塑造出好身材是我所持的論點。本書也是根據此論點寫成，旨在幫助大家能夠輕鬆步行。

認為減肥的重點在於少吃、運動應盡量選擇很操的項目才能消耗熱量的人其實並不少。然而只要懂得抓住真正的重點，執行起來的心態應該會頓時輕鬆不少。明明具備努力的意志，卻搞錯方向性是非常可惜的一件事。以往不管做什麼都瘦不下來的人，更應該從人人都會的「走路」活動中，練出夢寐以求的曲線。

今後我也會努力精進，破除大眾對於飲食與運動的誤解或積非成是的觀念，並幫助大家打造理想的身材。

請大家以本書為出發點，從檢視平常的步行方式開始著手雕塑身材。

Walking makes

your body beautiful!

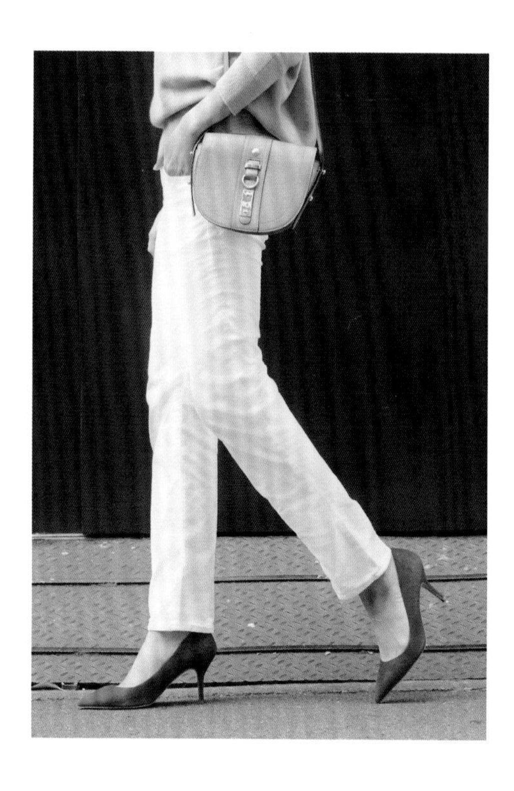

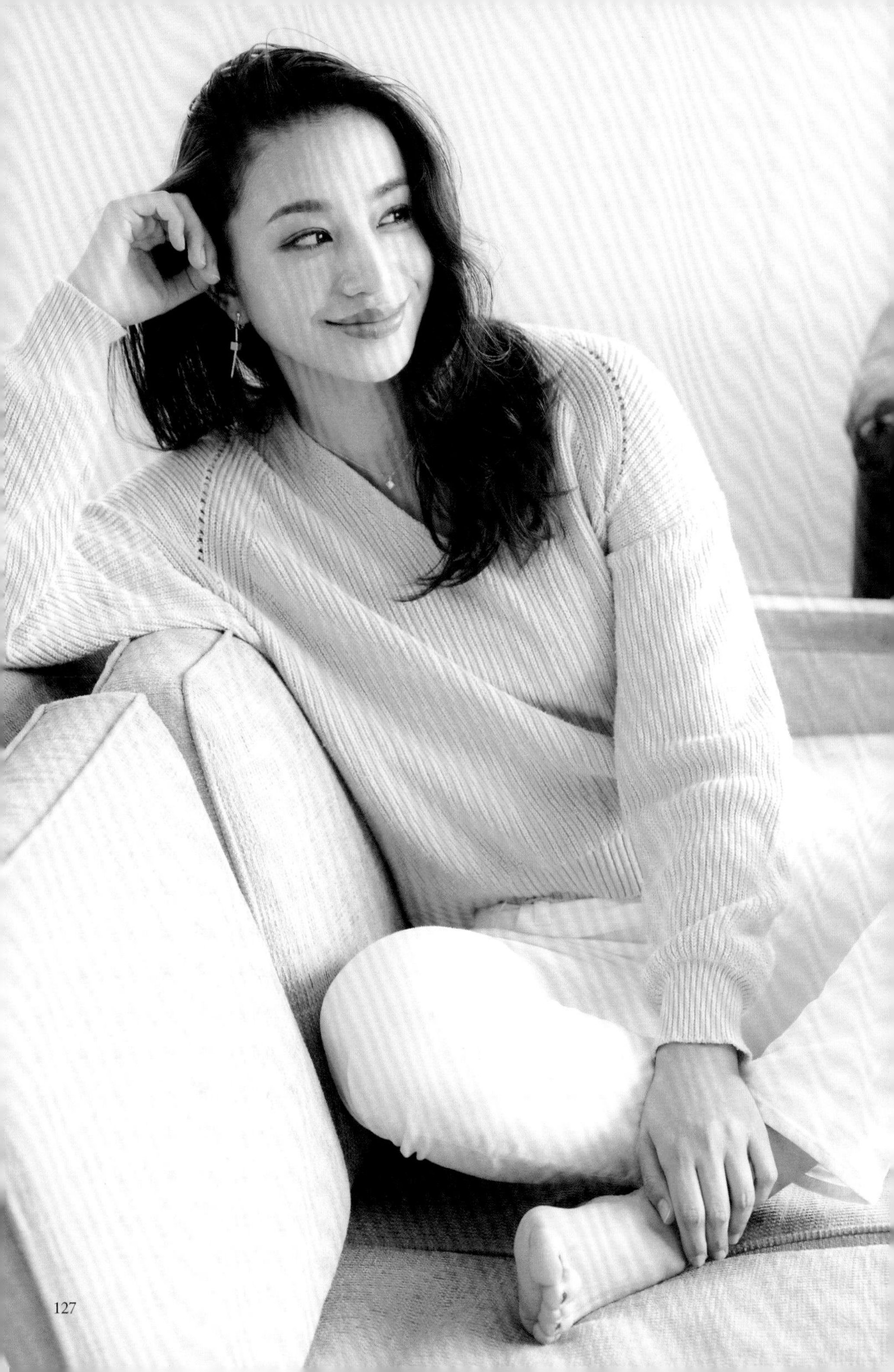

運動指導員

森 拓郎 Takuro Mori

曾任職於大型連鎖健身中心，自2009年起，於東京惠比壽成立自身的健身工作室『rinato』（加壓訓練＆皮拉提斯），針對塑身與瘦身提供指導。對健身業界的訓練至上主義有所存疑，不被運動觀點所侷限並貫徹獨自論點的鍛鍊方式，廣獲時尚界模特兒與女演員等名人的支持，是備受電視、雜誌等諸多媒體矚目，炙手可熱的運動指導員。著作有《翌朝小顏》（扶桑社出版）、《鬆腳練肌肉——想失敗也難！》（《ヘタ筋トレー失敗しようがない！》）（Wani Books出版）等，著作總銷量累計突破90萬冊。

Blog https://moritaku6.com
Twitter @moritaku6
Instagram @mori_taku6

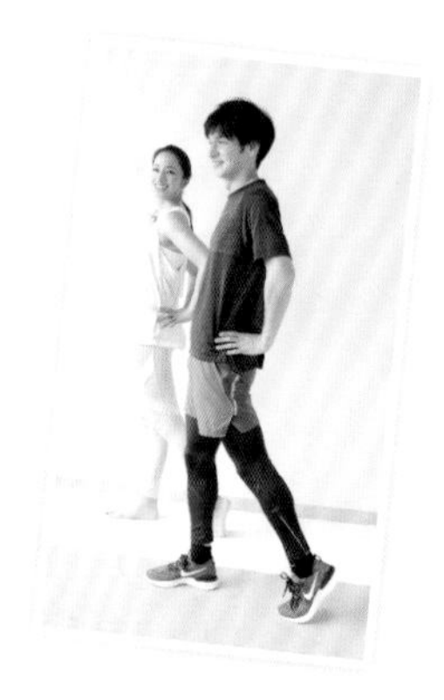

模特兒

高橋瑪莉潤
Maryjun Takahashi

1987年11月8日生，滋賀縣人。於「橫濱・湘南選拔賽」中獲得冠軍，正式出道進入演藝圈。爾後成為時尚雜誌『CanCam』專屬模特兒。2012年演出NHK晨間劇《純與愛》，首度跨足戲劇界。隨後活躍於電影、連續劇、舞台劇等表演活動。主要演出作品有電影《黑金丑島君》、《神劍闖江湖》等。著作有《我的『不幸』少了一塊》（《わたしの「不幸」がひとつ欠けたとして》）（Bestsellers出版）

走成一個瘦子

1天10分鐘，4週輕鬆擊退
激凸小腹 × 粗O型腿 × 肥滿身體曲線

2021年2月1日初版第一刷發行

作　　者　森拓郎
譯　　者　陳姵君
編　　輯　吳元晴
美術編輯　黃郁琇
發 行 人　南部裕
發 行 所　台灣東販股份有限公司
<地址>台北市南京東路4段130號2F-1
<電話>(02)2577-8878
<傳真>(02)2577-8896
<網址>http://www.tohan.com.tw
郵撥帳號　1405049-4
法律顧問　蕭雄淋律師
總 經 銷　聯合發行股份有限公司
<電話>(02)2917-8022

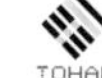

國家圖書館出版品預行編目 (CIP) 資料

走成一個瘦子：1 天 10 分鐘 ,4 週輕鬆擊退激凸小腹 x 粗 O 型腿 x 肥滿身體曲線 / 森拓郎著 ; 陳姵君譯 . -- 初版 . -- 臺北市 : 臺灣東販股份有限公司 , 2021.02
128 面 ; 14.8×21 公分
譯自 : やせウォーク 4 週間プログラム
ISBN 978-986-511-578-4(平裝)

1. 運動健康 2. 健行

411.712　　109020917

YASE WALK 4SHUKAN PROGRAM
by Takuro Mori

Original Japanese edition published by FUSOSHA Publishing, Inc., Tokyo.

This Traditional Chinese language edition is published by arrangement with FUSOSHA Publishing, Inc., Tokyo in care of Tuttle-Mori Agency, Inc.